こんな病気だったのか…

見逃されているかもしれない

重要疾患の診療

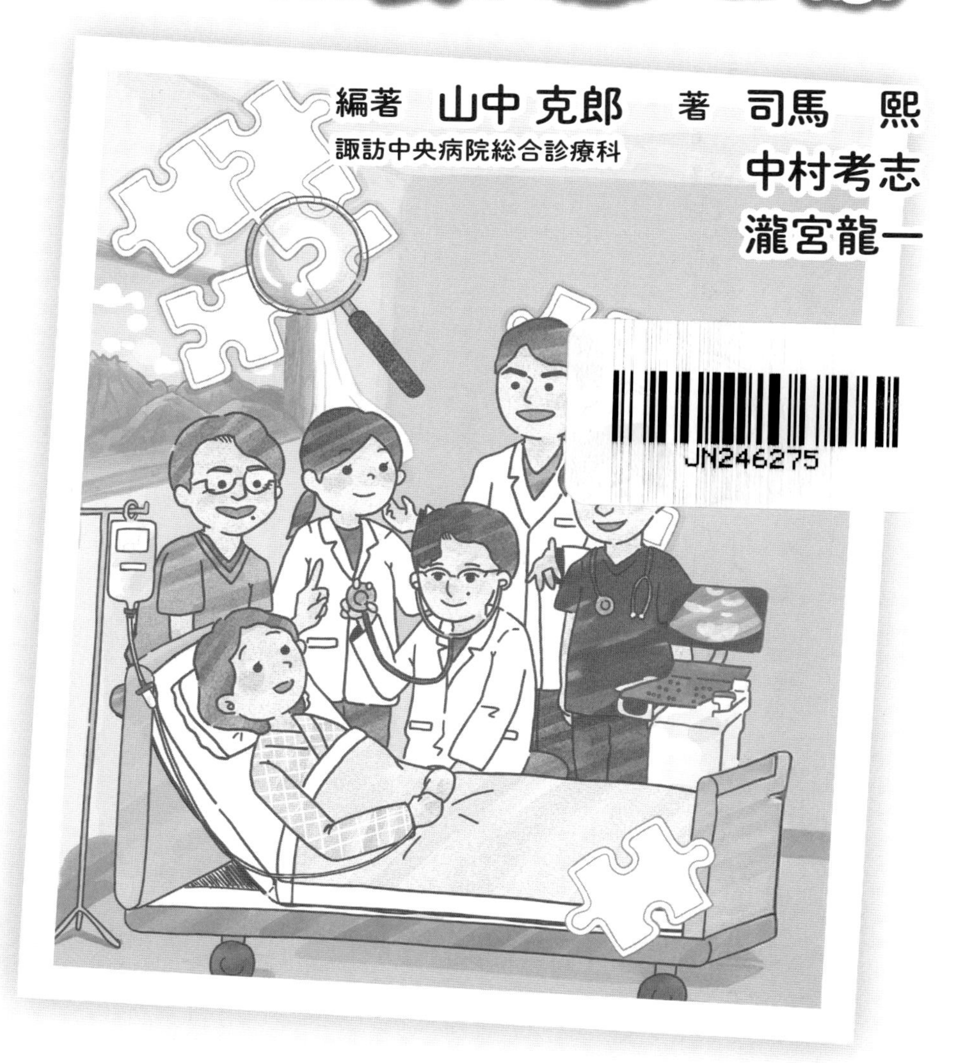

編著 山中克郎
諏訪中央病院総合診療科

著 司馬 熙
中村考志
瀧宮龍一

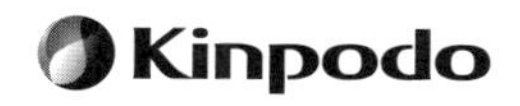

序　文

医師としてのキャリアの終盤にさしかかり，ヒポクラテスの「芸術は長く人生は短し（Ars longa, vita brevis）」という言葉をしみじみと噛みしめるようになりました．医学の道を極めるのは本当に大変です．医師として40年働いているにもかかわらず，いまだに誤診し診断に戸惑うことがあります．何歳になっても，自らの未熟さを忘れず初心にかえり学び続ける姿勢が大切です．医学の進歩は日進月歩ですから，勉強しなければすぐに最新医療から取り残されてしまいます．

しかし，すべての医学論文に目を通すことは不可能ですし，忙しい臨床の隙間時間に有名な内科書を通読する時間は残念ながらありません．学問に王道はありませんが，効率的な勉強法はあります．できるだけ多くの教育症例から，たくさんのことを学ぶことです．現場での体験（On the Job Training: OJT）が臨床能力の向上に重要です．自分が経験できる症例は限られていますから，教育的な症例をたくさん見聞きし擬似体験を重ねるべきです．常に謙虚に振る舞い，優秀な若手医師から学ぶことも大切です．

本書では，最初に症状や身体所見からどのように診断を絞り込むかについての原則を示しました．しかしながら，診療をしていると，この原則だけで診断ができるわけではないことに気づきます．よくある疾患で典型的な症状があれば，診断は容易です．まれな疾患でも症状が典型的なら，情報を検索すれば診断は可能です．頻度が少ない疾患で症状が非典型的なために診断が難しい場合は，患者数が非常に少ないので大きな影響はないかもしれません．頻度の高い病気でありながら，非典型的な症状のため診断ができなかったということはできるだけ避けたいです．実は，このようなケースはたくさんあるのではないかと考えています．

本書では，日常診療でよく遭遇するにもかかわらず，見逃されている可能性がある疾患を集めてみました．諏訪中央病院には非常にモチベーションが高く，優秀な若手医師がいます．この新進気鋭の医師たちに協力をしてもらい，今回このようなユニークな本を作ることができました．どのような点に注意すれば素早く診断ができ，適切な治療に結びつけることができるかの参考にしていただければ幸いです．この本が皆さんの臨床能力を高める上で役立つことを心から願っています．

2025年3月

雄大な八ヶ岳を眺めながら

編集責任者　山中克郎

目次

1章

内科診療で大切なこと

1) 診察の心がまえ

緒方洪庵（1810-1863年）は江戸末期に活躍した医師である．司馬遼太郎『洪庵のたいまつ』によれば，「名を求めず，利を求めなかった．あふれるほどの実力がありながら，他人のために生き続けた」人物であったようだ．1838年に大阪で蘭学塾「適塾」を開くと，日本中から塾生が集まり，20年間で636人が門下生となった．民家を用いた塾の2階大部屋には60-70人が暮らしていたらしい．その中に福沢諭吉もいた．訓戒が残されている．

> 「医者がこの世で生活しているのは，人のためであって自分のためではない．決して有名になろうと思うな．また利益を追おうとするな．ただただ自分を捨てよ．そして人を救うことだけを考えよ」

医療で最も大切なことは患者や家族に対する「温かい思いやりの心」だ．医療現場では患者と医療従事者は互いに切迫した状況となる．そのような難しい環境だからこそ優しい気持ちをもち，患者や家族により近い視点で思いやりをもって接することが重要だ．医師と患者関係の破綻は，心ない言葉や態度から生じることが多い．言葉にならない心の声を，微笑みをもって受け止める優しさは，どのような治療薬にも勝るのである．

2) 患者の心をつかむ

患者の苦悩と不安に共感し，「つらかったですね」「よく我慢していらっしゃいました」「今日は病院に来ていただいて，本当によかったです」と手を握りしめよう．このステップはとても大切である．最初の1分間でグッと患者の心をつかむことができなければ，重要な情報は聞き出せない．患者は全てを医師に話すわけではない．患者には重要と思われない症状が，医師の診断では重要なことはよくある．

話しかけながら意識レベルをチェックする．質問に的確に答えることができれば，意識は清明で気道は開通している．橈骨動脈に触れながら血圧，心拍数（不整脈の有無），呼吸回数，体温を推定する．プレショック状態なら，じっとりした嫌な冷汗を感じるだろう．

3) 診断推論の立て方

①攻める問診

最終診断には病歴が 76%，身体診察が 12%，検査が 11%寄与するとの報告がある[1)]．最初の 3 分間は共感しながら，できるだけ傾聴に努める．妄想を働かせながら，どのような疾患なら症状の説明ができるのかを考える．鑑別診断は 2 つまたは 3 つが適切である．それ以上鑑別診断を挙げても，次にどのような質問をすべきか迷ってしまう．患者の話をそのまま聞いているだけでは診断はできない．診断に必要なことをズバッと聞きこむ問診技術の習得が重要である．私はこれを「攻める問診」と呼んでいる．

②発症様式

突然発症（sudden onset），すなわち数分で症状が完成してしまうような場合がある．頭痛の場合，「何をしているときに頭痛が起こったのですか」と聞くのが定石である．「友人と電話をしているときに，急に頭痛が起こりました」という返事なら突然発症である．血管が破れる疾患（例：くも膜下出血）を連想すべきである．急性発症（hyperacute onset）では数時間かけて症状が完成する．心筋梗塞や腸閉塞はこれにあたる．いつから体調が悪くなったのかを聞くことも大切である．例えば，咳と痰が 1 週間前に始まったとしても，1 か月前から微熱や倦怠感があり，寝ているときに下着を交換するほどの汗をかく場合，この肺炎は 1 か月前から始まった可能性が高い．すなわち慢性疾患を考えるべきであり，通常の市中肺炎より結核が想起される．

③時間経過と背景

次に咳だけでなく，発熱の程度，胸痛，体重減少などの情報を，時系列に沿って順番に聞いていく．患者背景を考えることはとても重要である．患者背景には，既往歴，旅行歴，薬剤歴，たばこや飲酒などの社会歴がある．どのような疾患が流行しているのかは，常に注意する必要がある．心血管系リスクの高い人には，心血管系の疾患が起こっている可能性を考えなければならない．これらの情報を組み合わせることで疾患をかなり絞り込むことができる．

④キーワードからの展開

「キーワード」から連想される疾患を絞り込めれば効率的である．「朝の頭痛」というキーワードからは，二日酔い，睡眠時無呼吸症候群，一酸化炭素中毒，カフェイン依存症，糖尿病患者の夜間低血糖，脳腫瘍を連想することができる．発熱に比べて脈拍の上昇が少ない「比較的徐脈」の原因としては，細胞内感染症（例：レジオネラ，サルモネラ，ブルセラ，腸チフス，Q熱），β遮断剤の服用，薬剤熱，腎がんが思い浮かぶ．「血沈＞100 mm/時」なら結核，悪性腫瘍，心内膜炎，骨髄炎，亜急性甲状腺炎，側頭動脈炎，リウマチ性多発筋痛症（polymyalgia rheumatica：PMR），多発性骨髄腫に注意が必要である．

⑤パッケージで攻める

片頭痛のようによく遭遇する疾患に対しては，次のような，典型的な症状を確認していく．

- 光を見ると眩しくないですか？
- 頭痛がひどいときは吐き気がしますか？
- 寝込んでしまうこともありますか？
- 学生時代から頭痛持ちですか？
- ご家族にも頭痛持ちの方がいますか？
- 天気が悪い日や月経時に頭痛が多くないですか？
- 痛み止めを飲んで寝ると翌朝には治っていますか？

⑥細かい観察

細かい観察も大切である．私は必ず診察室のドアを開けて，待合から診察室に患者が入ってくる状況を確認している．椅子から立ち上がるときに筋力低下があれば，立ち上がるのが困難でふらつく．開脚歩行ならば，小脳失調や後索障害，内耳障害が疑われる．

診断は，ときに大変難しいことがある．本書では「よくある病気だけど見逃されている重要疾患」について考察していく．よく遭遇する疾患を正しく診断し適切な治療をすることにより，多くの患者を幸せにすることができるであろう．

参考文献　1）Peterson MC, et al. Contributions of the history, physical examination, and laboratory investigation in making medical diagnoses. West J Med 1992; 156: 163-165.

2章

CASE FILE

よくある病気だけど見逃されている重要疾患

1 全身がかゆい

はじめに

もはや国民病となったアレルギー性疾患の患者数に比して，アレルギー専門医が不足している現状，プライマリ・ケア医が軽症や併存症のマネジメントを担いながら専門家と連携するのが現実的だ．例えば，難治性喘息として紹介した患者が，実は花粉症がtriggerで，アレルギー性鼻炎の治療を徹底したら，当初の吸入薬のみでコントロールできた症例などを見聞きする．頻用薬のロイコトリエン受容体拮抗薬や抗ヒスタミン薬の活用，点眼薬や点鼻薬の患者指導で効果は変わる．プライマリ・ケア医が貢献できる部分はここにある．

このような長期管理が求められる一方で，超緊急病態で遭遇することもある．筆者がアレルギーについて学ぶきっかけになったのは，次のような症例だった．

CASE FILE　40歳男性

主訴　全身掻痒感

現病歴　18時から19時半まで晩酌をしながら夕食を食べた．20時に就寝した．23時頃に手が痒くなって目が覚めた．段々と足に湿疹が出現して，息がしづらい感じもあった．胸も苦しくなったため救急要請した．搬入直後に嘔吐が1回あった．腹痛と排便したい感覚もある．

身体所見　意識清明

バイタルサイン：体温35.9℃，血圧102/68mmHg，心拍数65/分，呼吸数20/分，SpO_2 94%（室内気）

口腔内：咽頭粘膜が腫脹はしていないがみずみずしい．

胸部：心音整，雑音なし．呼吸音清．wheezesやstridorなし．

腹部：平坦・軟．腸蠕動音亢進．圧痛なし．

皮膚：顔面・体幹・四肢と全身が発赤し，膨疹が散在している．

全身の蕁麻疹と消化器症状が分単位で悪化しており，アナフィラキシーと診断する．呼吸困難は喉頭浮腫によるのだろうか．Silent chest を疑うほどの呼吸数増加や SpO_2 低下はない．胸痛は Kounis 症候群（アレルギー反応に伴う急性冠症候群）の合併かもしれない．アナフィラキシーガイドライン▶を思い出しつつ，緊急で対応する．

▶Keyword **アナフィラキシーガイドライン**

World Allergy Organization の 2020 年のガイドラインに合わせて，2022 年に日本アレルギー学会から最新のアナフィラキシーガイドラインが発表された[1]．実質 30 ページにまとまっており，一読をお勧めする．

変更された診断基準を概説する．林寛之先生のアイデアから，気道・呼吸・循環器・消化器・皮膚粘膜症状の順に A，B，C，D，S と表記する（A：airway，B：breathing，C：circulation，D：diarrhea，S：skin）[2]．

S に加えて ABCD いずれか 1 つあれば迷わない．しかし，S がないアナフィラキシーは 10 ～ 20％あり，新ガイドラインでは曝露＋ ABC のいずれかで診断とする．S がないアナフィラキシーの正診率は 55％に落ちることが知られている[3]．どちらにしても非典型症状を見逃さないよう努める．蕁麻疹や紅斑だけでなく，掻痒感，立毛も皮膚症状に含まれる．咽頭のイガイガ，詰まり感，口腔内腫脹は粘膜症状と覚えていても，眼瞼浮腫，結膜充血，流涙は盲点かもしれない．加えて，強制呼気しないと聴取できない wheeze や，そもそも聞こえない silent chest など B 症状も多彩だ．

悩ましいのは，細かく観察しても S がなく，突然 C や D が発生した患者である．後述する遅発性や特発性アナフィラキシーは一見曝露不明になってしまう．私見では，診断基準を完全には満たなくても「疑わしきは罰せよ」という態度で対応するのがよいと考える．アナフィラキシーは緊急性が高く，アドレナリンという特効薬が存在し，しかもその特効薬に絶対禁忌はないからだ．

治療に関して，筆者が後輩の指導で強調するポイントは以下の通り．

①**アナフィラキシー宣言をする**：急患室に運び，以下の手順を同時並行に進める．急変対応は人を集めるのが基本である．

②**安全な姿勢にする**：まずは臥位と下肢挙上．

③**とにかく早く，ルート確保より前に，アドレナリン 0.5mg（成人量）を大腿外側に筋肉注射**：量が 0.3mg から増えているので注意されたい．

アナフィラキシーと診断し，下肢挙上させて看護師に速やかな静脈ルート確保とリンゲル液の全開投与を指示した．アドレナリン 0.5mg を大腿外側に筋肉注射し，皮疹以外の症状は速やかに消失した．皮疹も改善傾向であり，抗ヒスタミン薬を内服させた．一泊の経過観察入院とした．

入院中，二相性アナフィラキシーを警戒して慎重に観察し，アレルゲンの特定のために「攻める問診」をする．発症当時の状況や食事内容の記憶は薄れていってしまうため，退院までに詳細な病歴を取り直す．Cofactor（増強・増悪因子）があると症状が増幅する．例えば，運動，感染症，ストレス，旅行などの非日常な活動，月経，アルコールなどが挙がる．サプリメントやOTC医薬品の内服，発症前後の活動場所や運動まで，生活に沿って病歴をとる．花粉症，花粉食物アレルギー症候群▶は患者が気にしておらず，specificに質問して初めて判明することがある．

▶Keyword 花粉食物アレルギー症候群
（pollen-food allergy syndrome：PFAS）[4)]

幼少期には摂取可能であった果物野菜を，花粉感作後に摂取するとアレルギー症状を呈するようになる病態．新鮮な果物野菜を摂取した場合に限局した口腔粘膜症状を呈することが多いが，鼻炎・結膜炎・皮膚炎・呼吸器症状やショックを誘発することがある．口腔アレルギー症候群とほぼ同義語．

現病歴　日中の体調はよく，職場でデスクワークをした．帰宅後17時45分に入浴した．いつもと同じく10分程度浸かった．18時10分に妻と夕食を食べた．内容は白米，毎日食べている野沢菜漬け，夕食前にスーパーマーケットで買ってきたイワシの刺身とアスパラのベーコン巻だった．続いて19時30分まで，本人のみで，ゆっくりとテレビを見ながら晩酌をした．ビール350mLと日本酒4合を飲酒，つまみは野沢菜漬けと枝豆だった．眠気が出てきて20時に就寝した．性行為や運動は行っておらず，23時に初めて目覚めた．その後の病歴は前述の通りである．今回のような症状は初めてで，同伴してきた妻は無症状だった．

アレルギー歴　薬物，食物ともになし．果物などを食べたときに口腔内に違和感や掻痒感が出現することはない．

既往歴　なし．小児時を含め喘息と言われたことはない．1年を通じて結膜炎，鼻炎の症状はない．蕁麻疹を繰り返す病歴はない．

薬剤歴　サプリ・漢方を含めなし．断酒補助薬の内服なし．

生活歴　妻と二人暮らし．喫煙なし．飲酒は普段はビール1,000mL/日相当．お酒は好きで，本日のように時間があるときに日本酒を飲む．魚類（焼き魚や刺し身）を食べることは多く，特にイワシは好物である．仕事は会社員で，主にデスクワーク．家は一軒家で，清潔だと思っている．庭や畑はなく，日常的に自然と触れ合うことはない．地域のお手伝いで街路の清掃に参加することはある．

追加の身体所見 外傷はない．皮膚の乾燥，紅斑・丘疹・苔癬化病変・鱗屑，色素性蕁麻疹はない．

心電図 正常．

いつもと同じ食事や生活をしているのに，なぜ睡眠中にアナフィラキシーになったのか．誘因，cofactor だけでなく mimicker まで思考を広げる．

考察

飲酒後という病歴からシアナミド／ジスルフィラム−エタノール反応を考えた．抗酒薬内服中に飲酒してしまった罪悪感から病歴聴取に難航することもあるが，今回，抗酒薬は飲んでいないようだ．

Keyword シアナミド／ジスルフィラム−エタノール反応 (disulfiram-ethanol reaction：DER)[5,6]

抗酒薬シアナミド／ジスルフィラムは，アルデヒド脱水素酵素を阻害する．これを内服中に飲酒するとアルデヒドが体内に蓄積し，動悸，発汗，顔面紅潮，吐き気，めまい，低血圧などを発症する．アルコール消費後に数時間から数日かけて発生する「delayed DER」もある．低血圧と呼吸困難で搬送され，掻痒感や発赤からアナフィラキシーとして対応されることがある．

食事から2時間以上経過しており，遅発型アナフィラキシー（delayed anaphylaxis）か，遅発性アナフィラキシー（late-onset anaphylaxis）という枠組みに入る[7]．その代表例にマダニ刺咬後の獣肉アレルギーやクラゲのポリガンマグルタミン酸に感作された納豆アレルギー，アニサキスアレルギーがある[7,8]．今回は食後の運動や入浴はないが，飲酒で誘発された食物依存運動誘発アナフィラキシーの可能性はある．

Keyword 食物依存運動誘発アナフィラキシー (food-dependent exercise-induced anaphylaxis：FDEIA)[1]

特定の食物摂取後，運動負荷によって食物アナフィラキシーが誘発される病態である．運動により腸管透過性が亢進してアレルゲンの吸収が促進され，その誘発閾値の低下と症状の重篤化を来たす．原因食物は小麦製品，甲殻類，果物が多い．原因食物摂取から2時間以内の運動で発症することが多いが，最大4時間を経過して発症した報告もある．運動以外でも，NSAIDs 内服，疲労，アルコール飲料や入浴などで誘発される．

注目すべき病歴はイワシの刺身である．海鮮を食べた後のアレルギー反応を疑ったら，3カテゴリに分けて考える[9]．特に遅発性反応では②③を考える．

> **①免疫反応：**魚・貝類のアレルギー，食物蛋白誘発胃腸炎（food protein-induced enterocolitis syndrome：FPIES），アニサキスアレルギー
> **②マリントキシン（魚介毒）**
> **③食物不耐症**

①免疫反応

魚介類アレルギーの原因は，パルブアルブミンとコラーゲンの手指からの経皮感作が中心と考えられている[9]．この患者は調理職などで連日魚に触ることはなく，手荒れもなかった．「天然の魚由来コラーゲン」の化粧品も使わない．

食物蛋白誘発胃腸炎（FPIES）は，non-IgE mediatedのアレルギーである．これまでは乳児に報告が多かったが，近年では成人発症も認められている．小児と違って魚介類が最も原因として多い．ただし病名の通り，下痢など消化器症状がメインとなり，皮膚を含めた他のアレルギー症状に乏しいはずで，本患者の病像とは異なる[10]．

魚の摂取と同時に考えるべきhidden allergenがアニサキスである．アニサキスを含む魚類の摂食後に蕁麻疹，血管性浮腫やアナフィラキシーが生じうる．食中毒の一種である消化管アニサキス症（寄生した魚介類を刺身，寿司，マリネなどの生に近い状態で摂取すると，アニサキスが胃壁や腸壁に刺さり激しい消化器症状を起こす）は異なるが，アニサキスアレルギーとの関連が言われている．虫体が穿入する際の異物反応・物理的粘膜損傷が消化管アニサキス症の原因とされてきたが，好酸球を介した生体防御反応という説が出てきたのだ[11]．

②マリントキシン

フグ毒，麻痺性貝毒，下痢性貝毒，シガテラ中毒が代表的だ．いずれも皮膚症状はなく，下痢性貝毒を除いては神経症状が特徴的症状である．ただしめまい，嘔吐に加えて喉のしびれや過換気を訴えてアナフィラキシーとして対応されたシガテラ中毒の報告もある[12]．今回はこれらの食歴はない．

③食物不耐症[13, 14]

赤身魚などの不適切な加工や保管でヒスタミンが貯留する．それを過剰摂取するとヒスタミン中毒（スコンブロイド中毒）になる．ヒスタミンは仮性アレルゲ

ンと呼ばれる薬理活性物質の一つで，非免疫学的機序で過敏反応を起こしうる．一部の人に特定の物質で発症し，臨床症状だけでは食物アレルギーと区別しづらい．

具体的には顔面紅潮・発疹・蕁麻疹・動悸・頭痛・めまい・発汗・口や喉の灼熱感・消化器症状を起こす．アナフィラキシーと異なるのは，頭痛を8割と高率に認める点である．摂食時に舌がピリピリとした，金属感があったといった病歴が聴取されることがある．ヒスタミンは熱で分解されないため，調理法ではなく保存方法を問診することが重要だ．同じ食品を食べた人に同様の症状があれば，アナフィラキシーより本疾患を考える．今回は新鮮な刺し身で，妻は無症状であり，ヒスタミン中毒の可能性は低い．

その後の経過

初療でアドレナリン投与以降，症状の悪化や再発はなかった．翌朝，エピペン®を処方して，帰宅とした．同時にアニサキスなどに関する血液検査を提出した．本人には魚介類の寄生虫が原因となっている可能性があることを伝え，その回避を指示した．飲酒がアレルギーを起こしやすくした可能性があり，適度な飲酒量としてもビール500mLまでだと情報提供を行った．

帰宅時の対応はSAFE approachというmnemonicが覚えやすい[15]．具体的な項目と筆者が配慮している点を述べる（表1-1）．

表1-1 SAFE approach

S	Support	支援を求める	家族を含めアナフィラキシーという疾患の重大性・緊急性を伝え，エピペン®含め再発時の対応の指導をする．
A	Allergen	アレルゲンの特定と回避	発症早期に問診をしないと情報が失われてしまう．
F	Follow-up	アレルギー専門医へ紹介する	食物経口負荷試験など検査による誘引の確定が必要な場合や経口免疫療法を行う場合は，筆者はアレルギーセンターの紹介を提案している．
E	Epinephrine	エピペン®の処方	更新のための1年ごとの通院で手順を習得しているか確認している．有事に効果不十分だったり手技のミスで複数回投与したりする場合を想定して，2本処方が望ましいという意見がある．

（文献15を参考に作成）

アレルギー専門医へのアクセスが悪い地域であり，一般内科で対処可能と見込めば継続診療しているのが実情である．プライマリ・ケア医は合併症の管理で力を発揮できる．既知のアレルギー性疾患（特に気管支喘息はリスクが高く，common な疾患である）や冠動脈疾患があればその慢性期管理を最適化する[16)]．薬剤の使い方の再指導や治療強化につなげることもある．吸入薬の手順を遵守できない，塗布薬を節約して使っているなどを目にする．β遮断薬や ACE 阻害薬などエピネフリンの効果を減弱させる薬剤の扱いは悩ましい．心血管疾患の二次予防では継続が望ましい場合が多く，アナフィラキシーへの悪影響は結論がついていない[17)]．

最終診断 | アニサキスアレルギー ▶ によるアナフィラキシー

生化学検査で総 IgE は軽度上昇，イワシの特異的 IgE はクラス 1，アニサキスの特異的 IgE はクラス 5 だった．病歴と合わせて典型例といえる．

▶Keyword　原因不明のアナフィラキシー？ アニサキスアレルギー[18)]

本邦の都心部で行われた疫学調査では 5-23%を占めるほど，成人アナフィラキシーの主要な要因と推察される．しかし診断格差が激しく，過小評価されているかもしれない．一つには，虫体の摂取後から遅れてアレルギー反応を生じると，問診不十分や因果の証明の難しさが生じるためだ．腸アニサキスは数日後に発症することまで踏まえ，日単位で遡った病歴聴取をするように心がけたい．もう一つは検査の問題である．アニサキス虫体の負荷が倫理的・商業的に利用できず，食物負荷試験や皮膚試験で確定診断できない．現在唯一利用できるアニサキス特異的 IgE 検査は，過去のアニサキス症，職業性の経度感作，交差反応で上昇するため，特異度が低い．診断の裏づけとして，摂取した魚介類について特異的 IgE 抗体やプリックテストを行い，感作を否定することも並行して行われる．

再発予防にはアニサキスに汚染されたリスクのある魚介類の除去が推奨されるが，除去の程度や期間，除去解除の基準などに関する知見が存在しない．一般的にはアニサキスは冷凍や加熱で駆虫できるが，感作が進むと，焼き魚，魚肉の缶詰食品，加工処理された水産食料品（カツオ出汁や冷凍魚・養殖魚）などに含まれる微量の死んだアニサキス虫体にすら，アレルギー反応を示す症例もある．そのため画一的な治療を定めるのは難しい．サバ，アジ，カツオ，イワシなど寄生頻度が高い魚介類だけからという考え方もあれば，だしなども含めた徹底的な除去を行う施設もある．また，cofactor となる飲酒があった患者では重篤なアナフィラキシー者が多かったというデータもあり，一般の成人アナフィラキシーとしての生活指導は有用と思われる．

患者さんの声

今日まで怖くて刺し身は食べませんでした．子供じゃないのに，こんな強いアレルギーが起こるなんて思ってもみなくて…….原因がわかって少しホッとしましたが，魚が食べられないのはきついなー．お酒がアレルギーを出しやすくする？　酒は体に悪いとわかってはいるけど…….

患者の心をつかむポイント

アレルギー性疾患は症状自体の負担だけでなく，我々の指導（制限）でも患者の QOL を大きく変えてしまうものだ．アレルゲンコンポーネント検査による診断向上，舌下・経口免疫療法含めた治療の進歩など，アレルギー診療は様変わりしている．幅広く内科診療を update することが必要だ．

また，本患者でアルコール使用障害に踏み込んだように，アレルギー診療は行動変容と裏表にある．さらに喘息やアトピー性皮膚炎は，片頭痛や機能性ディスペプシアなど機能性疾患と相関がある．うつ病や睡眠障害など精神疾患の有病率も高い．薬物治療が発展した現代でも，心身医学的アプローチや心理的・社会的背景まで把握するスキルが求められている[19)]．

参考文献

1) 日本アレルギー学会(Anaphylaxis 対策委員会). アナフィラキシーガイドライン 2022.; 1-32.

2) 林 寛之. Dr.林の当直裏御法度—ER問題解決の極上Tips 90 第2版. 三輪書店, 2018.

3) Wang J, et al. International survey of knowledge of food-induced anaphylaxis. Pediatr Allergy Immunol. 2014; 25: 644-650.

4) 大澤陽子. 花粉・食物アレルギー症候群の現状と展望. 耳鼻免疫アレルギー(JJIAO). 2020; 38: 43-49.

5) James N, et al. Disulfiram-Ethanol Reaction Causing Cortical Blindness. Pract Neurol CASE REPORTS 2023. https://practicalneurology.com/articles/2023-nov/disulfiram-ethanol-reaction-causing-cortical-blindness(2024年11月最終閲覧)

6) 近藤 豊, 他. シアナミド-エタノール反応によるショックの1例と過去の報告の臨床検討. 中毒研究 2013; 26: 295-299.

7) 猪又直子. Delayed anaphylaxis 遅発型アナフィラキシー. アレルギー 2020; 69: 362-363.

8) 日本アレルギー学会. 患者さんに接する施設の方々のためのアレルギー疾患の手引き 2022年改訂版. 協和企画, 2022.

9) Davis CM, et al. Clinical management of seafood allergy. J Allergy Clin Immunol Pract 2020; 8: 37-44.

10) Akashi M, et al. Heterogeneity of food protein-induced enterocolitis syndrome (FPIES). Allergol Int. 2024; 73: 196-205.

11) 中村陽一. アニサキスアレルギー. アレルギー 2024; 73: 215-216.

12) Grohman R, et al. BEWARE OF THE TOXINS: CASTING A WIDE NET IN SUSPECTED FISH ALLERGY. Ann Allergy Asthma Immunol. 2023; 131: S112.

13) Stratta P, et al. Scombroid poisoning. CMAJ. 2012; 184: 674.

14) Feng C, et al. Histamine (Scombroid) Fish Poisoning: a Comprehensive Review. Clin Rev Allergy Immunol. 2016; 50: 64-69.

15) Lieberman P, et al. SAFE: a multidisciplinary approach to anaphylaxis education in the emergency department. Ann Allergy Asthma Immunol. 2007; 98: 519-523.

16) Pflipsen MC, et al. Anaphylaxis: Recognition and Management. Am Fam Physician. 2020; 102: 355-362.

17) Tejedor-Alonso MA, et al. Relationship between anaphylaxis and use of beta-blockers and angiotensin-converting enzyme inhibitors: A systematic review and meta-analysis of observational studies. J Allergy Clin Immunol Pract 2019; 7: 879-897. e5.

18) https://www.fsc.go.jp/fsciis/meetingMaterial/show/kai20230904bv1（2024年11月最終閲覧）※「資料4：本邦のアニサキスアレルギーによる健康被害について」と題された厚生労働省の調査会の資料

19) 大矢幸弘. アレルギー疾患の心身医学ー古典から現代へー. 心身医学 2018; 58: 376-383.

2 慢性頭痛と倦怠感

はじめに

内科外来で頭痛診療を行う上で，致死的な二次性頭痛を除外すること，片頭痛・緊張性頭痛・群発頭痛などの代表的な一次性頭痛を適切に診断・マネジメントすることが重要なのは，読者の方々は自明であろう．一方で，慢性的な頭痛に対しては苦手意識をもつ方も多いのではないだろうか．

本症例は，働き盛りの29歳男性が，仕事を休むほど困っているのに，長い間外来で対症療法のみで経過を見られていた．

CASE FILE 29歳男性

主訴 頭痛，倦怠感

現病歴 1年前から頭痛，後頸部痛があり，A総合病院の内科外来を受診した．頭部CTで異常はなく，緊張性頭痛として，アセトアミノフェン内服で経過観察となっていた．症状は軽快せず，10か月前に脳神経外科を受診し，頭部MRI/MRAを撮像したが，異常を認めず，エペリゾンを追加処方され，経過観察となった．頭痛は持続し，倦怠感が生じ，3か月前にB病院総合診療外来を受診．血液検査で炎症性疾患，甲状腺機能異常や副腎不全の評価を受けたが異常はなく，筋痛性脳脊髄炎／慢性疲労症候群の疑いと言われ，頭痛が酷いときはCクリニックで点滴を受けていた．頭痛が持続していて製造業の仕事を休職することも考え，改めて症状について相談するため，当院外来を受診した．

既往歴 なし

薬剤歴 アセトアミノフェン500mg 3錠，ロキソプロフェン60mg 1錠頓用

生活歴 アルコール：週末のみ，たばこ：20–25歳まで 数本/日，生活：両親と3人暮らし，職業：製造業，趣味：ゴルフ

アレルギー なし

身体所見 意識清明

バイタルサイン：体温 36.9℃，血圧 130/85mmHg，心拍数 86/分，
呼吸数 16/分，SpO_2 97％（室内気）
頭頸部：皮疹なし，副鼻腔叩打痛なし，項部硬直なし，圧痛点なし．
神経：脳神経異常なし，運動・感覚神経異常なし，歩容安定．

血液検査 特記なし

画像検査 病歴の通り，前医の頭部CT・頭部MRI/MRAでは異常なし．受診時頭頸部CT検査を行ったが特記異常は認めなかった．

考察

慢性的な頭痛に後頸部痛，倦怠感，易疲労感などを生じている．ここでは慢性頭痛を主軸として考えてみる．

慢性頭痛へのアプローチとして，ここでは慢性連日性頭痛▶，新規発症持続性連日性頭痛▶について紹介する．

▶Keyword 慢性連日性頭痛（chronic daily headache：CDH）

- 1日平均4時間以上の頭痛が月に15日間以上あり，3か月以上続いている状態の総称〔国際頭痛分類第3版（ICHD-3）には採用されていない〕[1,2]
- 以下の5病型に分類される[1,3]
  ①変容性片頭痛（慢性片頭痛）
  ②慢性緊張型頭痛：緊張型頭痛が月に15日以上存在する場合
  ③新規発症持続性連日性頭痛：後述
  ④持続性片側頭痛
  ⑤薬剤乱用性頭痛（medication-overuse headache：MOH）

▶Keyword 新規発症持続性連日性頭痛(new daily persistent headache：NDPH)[1]

- ICHD-3の診断基準
  A．BおよびCを満たす持続性頭痛がある
  B．明確な発症で明瞭に想起され，24時間以内に持続性かつ非寛解性の痛みとなる
  C．3か月を超えて持続する
  D．他に最適なICHD-3の診断がない
- 痛みは特徴的な性状を欠き，片頭痛様あるいは緊張型様，もしくは両者の要素をもつこともある．
- 自然に寛解するタイプと積極的治療法に抵抗を示す難治性のタイプがあり，エビデンスが乏しいため，個々の症例で有効な治療を探っていく粘り強い対応が必要．
- 二次性頭痛との鑑別が重要であり，以下に示す[1,4]．

・髄液圧の低下または上昇（特発性脳脊髄液減少症，特発性頭蓋内圧亢進症，頭蓋内腫瘤性病変）
・脳静脈洞血栓症
・頭蓋動脈解離
・頭蓋動脈炎（巨細胞性動脈炎）
・外傷後頭痛（くも膜下出血，硬膜下血腫など）
・髄膜炎
・蝶形骨洞炎
・鼻粘膜接触点頭痛（鼻内構造物の接触によって起こる）

特に脳静脈洞血栓症，特発性脳脊髄液減少症，特発性頭蓋内圧亢進症，巨細胞性動脈炎は，common・critical・curable な疾患として重要である（表 2-1）[5]．

表2-1 脳静脈洞血栓症，特発性脳脊髄液減少症，特発性頭蓋内圧亢進症，巨細胞性動脈炎

重要な鑑別疾患	特徴	必要な検査	補足
脳静脈洞血栓症	・頭痛に加えて脳症，痙攣，脱力，しびれ，脳神経麻痺，乳頭浮腫などの神経学的徴候を伴うことが多い ・孤立性持続性頭痛のこともある ・頭痛は臥位や運動で増悪することもある	**頭部 MRI/MRV：** 静脈梗塞，脳内出血，くも膜下出血，脳浮腫，静脈血栓（empty delta sign など）	血栓素因（妊娠，ピルなど）を有することが多い
特発性脳脊髄液減少症	・頭痛に加えて嘔気，めまい，幻聴，耳鳴，歩行障害などの神経学的徴候を伴うことが多い ・起立性頭痛（臥位では頭痛が消失または軽減するが直立している間は頭痛が生じる）が特徴的だが，長期の罹患により起立性頭痛が徐々に非起立性に変化することもある	**頭部造影 MRI：** 髄膜肥厚／増強，脳の下降 **脊髄 MRI または脊髄造影：** 硬膜外液貯留，硬膜嚢の崩壊，硬膜裂傷 **髄液圧：** 低値（60mmH_2O 以下）または正常	軽度の外傷が誘因となることもあるが特発性が多い 医原性として腰椎穿刺後頭痛は臨床的に診断する
特発性頭蓋内圧亢進症	・頭痛に加えて視覚障害および拍動性耳鳴が報告される ・起床時に頭痛が見られ，時間が経つにつれて軽減する ・一般に仰臥位で増悪する	**頭部 MRI/MRV：** 他の頭蓋内圧上昇の原因を除外 **髄液圧：** 250mmH_2O 以上で上昇，200 ～ 250mmH_2O で境界域	一般に肥満のある出産適齢期の女性では特に考慮すべきである
巨細胞性動脈炎	・頭痛に加えて発熱，筋肉痛，顎跛行，視覚障害などを伴う ・急性または亜急性の頭痛を呈する	**血液検査：** CRP 上昇，ESR 上昇，貧血（慢性貧血）など **確定診断：** 側頭動脈生検がゴールドスタンダードであるが近年はエコーも有用とされる	一般に 50 歳以上の患者に発症する

（up to date を参考に作成）

これらは，長く原因が判然としないことが多い頭痛を呈する疾患群とも言えるだろう．上記の特徴を意識した問診・診察を行い，次に行う検査として頭部造影MRI，MRV，鼻腔検査，眼底検査などが挙げられる．

筆者は一般的な神経診察，頭部単純CT/MRIで異常を認めない慢性頭痛については，市販の薬剤を含めMOHがないかを検討する．該当する薬剤がなければ，上記のNDPHと鑑別が必要な二次性頭痛を一度は検討し，該当しなければ変容性片頭痛（慢性片頭痛），慢性緊張型頭痛，新規発症持続性連日性頭痛，持続性片側頭痛の診断基準と照らし合わせて診断を試みている．

頭痛について問診を行った．ここでは痛みの問診として有名な「OPQRST2」で問診をしてみる．

表2-2 OPQRST2

O	Onset	発症様式	1年前のある日から頭痛があるが正確な日は覚えていない．突然発症ではなかった
P	Palliative/Provocative	増悪・寛解因子	臥位・立位・前屈での増悪なし
Q	Quality/Quantity	症状の性質・酷さ	日常生活は送ることができるが波があり．日によっては仕事ができないこともある．拍動性とは言わないがズキズキする感じ
R	Region/Radiation	場所・放散の有無	頭全体
S	Associated Symptom	随伴症状	倦怠感・頸部痛あり．光過敏・音過敏・嘔気なし
T	Time course	時間経過	日によって痛みの強さは違うが0(ゼロ)になることはなく持続している
2	2nd time	初めてかどうか	初めて．頭痛持ちではない

この情報だけでは診断に近づくことは難しいかもしれない．OPQRST2のどれも大切だが，空中戦的な問診では断片的な情報しか得られない．まして本症例のような慢性経過であれば情報はごく一部となり，特に新しい記憶の占める割合が多くなるのが自然である．そのため，OPQRST2の項目を意識しつつ患者とともに痛みの経過のグラフを書くことが重要である．患者が語る病歴はごく一部でしかなく，患者が語っていないことに診断があると常に意識して工夫することが重

要である．

病歴は映像が再現できるほど詳細にという例えがあるが，痛みの経過はグラフに書くことが合格ラインであろう．以下に point を列挙する．

- **本当に発症が患者の語る点であるかどうか**：いつまでは普段通り過ごせていたか，発症の前にきっかけとなるエピソードがなかったか，どういった動作で発症に気づいたか．
- **痛みの程度の変動**：増悪時と寛解時に共通することは何か，寛解時は痛みがゼロ（0）になるかどうか，変動・波に誘因はあるか，時間経過でグラフの形に変化はあるか．
- **日常生活動作との関連を記載する**

以下に本症例の頭痛の経過のグラフを示す（図 2-1）．

図2-1　痛みの経過のグラフ例

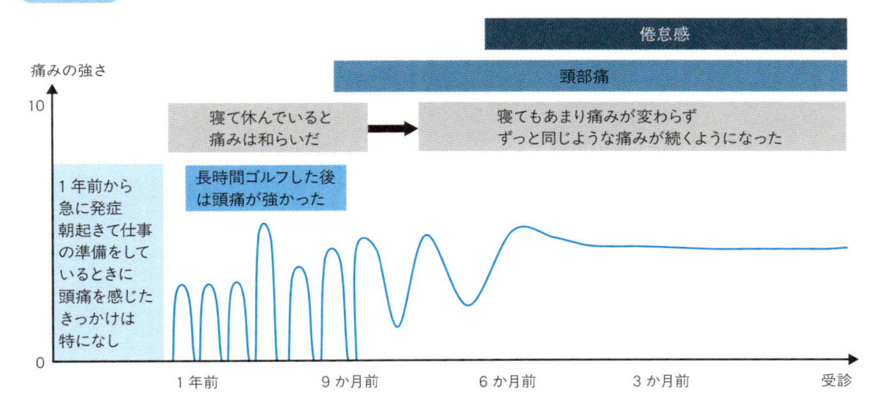

頭痛の性状は変化しており，発症当初は起立後 1 時間ほどで生じる頭痛が主なものであったが，2-3 か月経ったあたりから非起立性の持続性頭痛に変化していた．朝起床して起き上がった後に頭痛があると感じたのが始まりで，ある程度明確な発症だったようである．ここから，脳脊髄液減少症が疑われた．

また，趣味のゴルフを長時間行った際に頭痛が増悪するというエピソードもあり，これは解釈としては水分補給が足りていないことが頭痛に起因していたと考えられた（脳脊髄液減少症は脱水による症状の悪化，補液により症状が改善するのも特徴である）[6]．

本症例は病歴を詳細に聴取すると，起立性頭痛が非起立性頭痛に変化していることが特異的であった．鎮痛薬が効かない慢性連日性頭痛では必ず脳脊髄液減少症を鑑別として，初期の起立性頭痛の問診を行うことの重要性を再度強調したい[7)]．

脳脊髄液減少症は，脊髄での髄液漏によって引き起こされる病態である．あまりcommonな疾患とは認識されていないかもしれないが，近年，以前考えられていたよりも頻度が高いことが示されている．発生率は3.8-5人/10万人（比較として，食道がんの発生率は4.6人/10万人，非外傷性くも膜下出血の発生率は8人/10万人）である．危険因子として女性，遺伝性結合組織障害（Marfan症候群，Ehlers-Danlos症候群など）がある．非医療従事者の中では，交通事故後などでの発症をイメージされる方も多いかもしれないが，実際は腰椎穿刺を除き明確な前駆因子は特定できないことがほとんどであり，誘因として報告されているものには，表2-3のような軽微なものが多い[8)]．

表2-3　脳脊髄液減少症を誘因するもの

- ストレッチ
- ヨガ，ピラティス
- 便秘に伴う排便時の息こらえ
- 重量挙げ
- 長引く咳
- 嘔吐
- 性交渉
- 重いものを取るために前かがみになる
- カイロプラクティック
- ジェットコースター
- むち打ち症

主症状は頭痛であり，97%の患者で頭痛を認め，頭痛のうち92%が起立性頭痛である．

しかし，表2-4の通り，様々な症候を呈すると，診断を遠ざける要因となり，不定愁訴化しうることは意識したい．例えば，悪心や光過敏から片頭痛として治療をされていることも多い．耳に関する症状（耳鳴，聴力低下，耳閉塞感など）は特徴的とも考えられる[7,9)]．

表2-4 様々な症候を呈する脳脊髄液減少症

症状	割合
頭痛あり n = 1694 起立性頭痛 非起立性頭痛	97%(94 ～ 99%) (頭痛患者のうち)92%(87 ～ 96%) (頭痛患者のうち)8%(4 ～ 13%)
その他の症状 n = 1531	
嘔気／嘔吐	54%(46 ～ 62%)
頸部痛／こわばり	43%(32 ～ 53%)
浮動性めまい	27%(13 ～ 42%)
回転性めまい	17%(2 ～ 32%)
耳鳴	20%(14 ～ 26%)
聴覚障害	28%(18 ～ 38%)
その他の耳関連症状	33%(10 ～ 57%)
羞明	11%(5 ～ 16%)
複視	6%(3 ～ 10%)
その他の視覚障害	14%(7 ～ 21%)
背部痛	14%(7 ～ 21%)
認知症状	6%(2 ～ 11%)
意識障害	15%(8 ～ 22%)
運動障害	10%(2 ～ 40%)

（文献 9 を参考に作成）

また，脳脊髄液減少症の起立性頭痛は慢性化するにつれ，非起立性持続性になることが多い．起立性頭痛▶だとしても頭痛が現れるまでに 2 時間ほどかかることもあり（15 分以内に起立性頭痛が起こったのは 59%程度）起立性頭痛として認識されていないこともある[8]．頭痛発症初期の起立性頭痛の有無の確認や起立から頭痛までの時間を意識した詳細な問診が重要である．

▶Keyword 起立性頭痛

起立性頭痛は脳脊髄液減少症に特異的と考えられることが多いが，他にも重要な鑑別疾患がある．報告があるものとしては脳静脈洞血栓症，小脳出血，頸椎の転移性腫瘍，終糸腫瘍などがあり[10]，特徴的な画像所見がなく，実臨床で鑑別に挙げておくべき重要なものを 2 つ以下に記載する．

- **体位性頻脈症候群**（postural orthostatic tachycardia syndrome：POTS）：臥床から起立したときに，心拍数が大きく上昇し，起立不耐症（立位の維持が困難となる症状）

を呈することが特徴の疾患．症状としては立ちくらみや動悸が有名だが，頭痛や胃腸症状などを呈することもある．表2-5に診断基準を示す[11]．

脳脊髄液減少症の発症初期の治療は安静である．しかし，POTSでは可能な限り安静を避けることが治療となるため，2つの疾患の鑑別は重要である[7]．

- **筋痛性脳脊髄炎／慢性疲労症候群**（myalgic encephalomyelitis：ME/chronic fatigue syndrome：CFS）：衰弱をもたらす疲労・労作後の消耗・疼痛・認知機能障害・睡眠障害・その他多数の免疫関連症状，脳神経内科学的症状，自律神経系の症状によって特徴づけられる複雑で説明困難な身体疾患．以下に診断基準を示す（表2-6）[12, 13]．

ME/CFSと診断される場合，確定診断が難しいことが多く（長引く倦怠感，不定愁訴でこの疾患として暫定診断されている患者も多い），ME/CFSの診断をするときには，一度は治療が明確に確立している脳脊髄液減少症を想起すべきである．

脳脊髄液減少症を疑ってからの診断・治療マネジメントを図2-2に示す[7, 14]．ここから先のマネジメントで，どこから脳神経内科／脳神経外科が請け負うかは施設によるだろうが，専門家へのアクセスが悪い状況では非侵襲的な検査は一般内科医でも行えるようにしておきたい．

腰椎穿刺は，脳脊髄液減少症の診断を確定するためだけの目的でルーチンに行うべきではない．代替診断の除外など他の理由で腰椎穿刺を行う場合には髄液圧を測定すべきであるが，必ずしも低値ではなく正常であることもあるため，髄液圧が低下していなくても脳脊髄液減少症も否定はできない．また，腰椎穿刺自体が頭痛を増悪させることがあるため，患者への説明が必要である[14]．

症状が強い場合，後述する合併症▶がある場合などは保存加療を行わず硬膜

表2-5　体位性頻脈症候群の診断基準[11]

- 立位で諸症状（立ちくらみ，動悸，震え，脱力，目がぼやける，運動不耐，疲労感などの症状）が悪化し，臥位で軽減する
- ヘッドアップチルト試験や起立試験で臥位から立位としたときに，10分以内に1分間の心拍数が30以上上昇する（20歳未満は，10分以内に1分間の心拍数が40以上上昇する）
- 起立時の血圧低下がない（収縮期血圧20mmHg以上の低下がない）

表2-6 筋痛性脳脊髄炎／慢性疲労症候群の診断基準[12, 13]

必要な中核症状(少なくとも 6 か月間，少なくとも 50%の頻度，中等度から重度)
- 活動後(身体，精神，知的，体位変換など)の倦怠感
- 新たに発症した疲労による，発病前にはできていた機能・能力の低下(体質ではない)
- 熟睡感のない睡眠

＋以下のうち少なくとも 1 つ
- 認知機能障害(brain fog など)
- 起立性調節障害(ふらつき／嘔気／疲労／動悸／長時間起立後失神など)

その他の一般的な特徴や関連症状
- 胃腸症状または泌尿生殖器症状
- 外部刺激(光，騒音，化学物質，食物，薬物など)に対する過敏症
- 免疫機能の低下および感染症感受性の亢進
- インフルエンザ様症状(咽頭痛，リンパ節腫脹，悪寒，発熱など)
- 感染エピソード後の発症〔伝染性単核球症(IM)COVID-19 など〕
- 呼吸器の問題(air hunger など)
- 体温調節異常　・視覚障害　・全身疼痛

図2-2 脳脊髄液減少症を疑ってからの診断・治療マネジメント

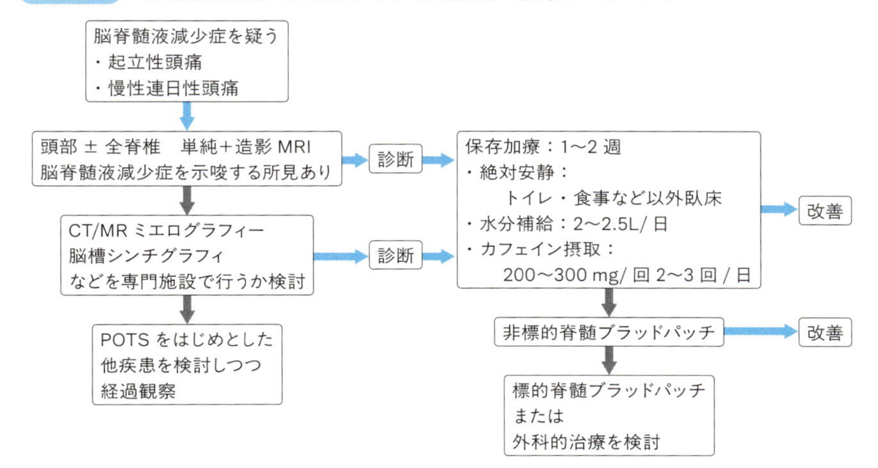

外自家血注入療法（ブラッドパッチ）をすることもある．

明らかな単一の漏出部位がある場合は標的脊髄ブラッドパッチを最初から行うこともある．

Keyword 脳脊髄液減少症の合併症

まれだが，表2-7に示すような重篤な合併症を呈することがある．脳脊髄液減少症の患者に新規の症状が加わったときに，下記を狙った画像評価を行うことが重要である．反対に，**若年者の慢性硬膜下血腫，特に両側性慢性硬膜下血腫では脳脊髄液減少症を検索すべきであることも重要であり強調しておく．**

表2-7 脳脊髄液減少症の重篤な合併症の例

- 急性／慢性硬膜下血腫[15]
- 後方循環の出血／梗塞[16-18]
- 脳静脈洞血栓症[19]
- 可逆性後頭葉白質脳症(posterior reversible encephalopathy syndrome：PRES)[20,21]
- 可逆性脳血管攣縮症候群(reversible cerebral vasoconstriction syndrome：RCVS)[22]

出血／梗塞を除き，上記合併症は脳脊髄液減少症の治療(ブラッドパッチ)が成功すれば可逆的である．

脳脊髄液減症で認める画像所見は，メカニズムごとに分類すると理解しやすい．また頭部単純CT/MRIでは異常が指摘されないことも多いが，単純画像でも同定できる所見を意識することは重要である．表2-8に代表的な所見を示す[9,23]．脳実質のサイズや位置の変化は単純画像でも所見を認めることがある．

表2-8 脳脊髄液減症の代表的な所見

機序	代表的な頭部／脊髄MRI所見	割合
頭蓋内圧維持のための血流増加	びまん性硬膜造影増強	73%
	脳静脈洞拡張	57%
	下垂体腫脹	38%
	頭蓋内硬膜下液貯留	43%
	脊髄硬膜外液貯留	48%
脳脊髄液減少による脳の下降	小脳扁桃下垂	35%
脳脊髄液減少による体積減少	脳室の縮小	N/D
	異常なし	19%

(文献9，23を参考に作成)

その後の経過

本症例は図2-3の所見を認め，脳脊髄液減少症の診断となった．

図2-3 本症例の画像所見

びまん性硬膜造影増強，下垂体腫脹，小脳扁桃下垂，胸髄背側液貯留．

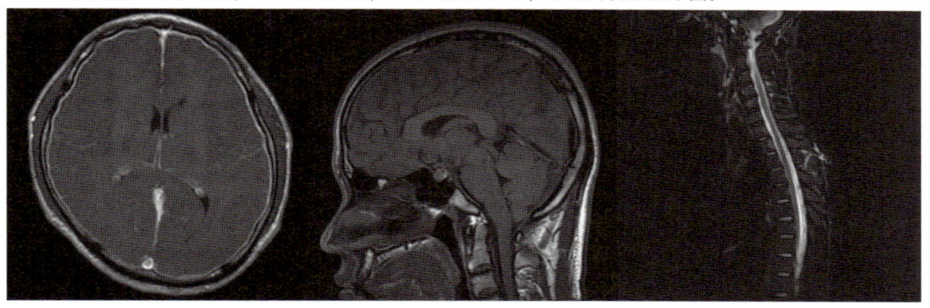

入院し，1週間の安静，補液でも症状が改善しなかった．胸髄での髄液漏出が疑われたが，明確な漏出点は判明せず，非標的髄液ブラッドパッチを施行した．ブラッドパッチにより速やかに症状は改善した．MRI所見も徐々に改善し，2か月後には正常化した．

最終診断 特発性脳脊髄液減少症

一度は名前を聞いたことがあるが，内科医は診療経験が少ない，common だが見逃されている可能性が高い脳脊髄液減少症を取り上げた．2024年に出版された総説でも脳脊髄液減少症は依然として過小診断，過小治療でされていることが強調されているため[8]，これを機に改めて見逃しがないか意識してみてほしい．

改めて重要な点を復習する．病歴聴取ではグラフを患者とともに作り上げ，詳細な変化（特に日常生活の変化）を意識することで診断につながるということをお伝えした．

脳脊髄液減少症は，起立性頭痛だけでなく慢性連日性頭痛や頭痛＋多愁訴の訴えなどでも想起すべきであり，稀な疾患ではない．慢性頭痛からのアプローチの一つとして覚えておいていただきたい．

患者の心をつかむポイント

- 病歴聴取の重要性を示したが，根本的には患者に興味をもつことが求められると考えている．病歴には型があるが，OPQRST2やROSを駆使し網羅的に病歴を聞いても診断がつかないことは多い．それは聞き漏らしがあるからということよりも，患者自身に興味を持っての執念深さが足りないことの方が圧倒的に多い．医師より興味をもたれ，いろいろ聞かれていると患者が感じると，信頼が得られ，些細な情報も得られるようになる．
- まずは，患者に興味をもつことから始めよう．

参考文献

1）日本神経学会／日本頭痛学会／日本神経治療学会. 頭痛の診療ガイドライン2021. 医学書院, 2021.

2）Dodick DW. Clinical practice. Chronic daily headache. N Engl J Med 2006; 354: 158-165.

3）Wang SJ, et al. Chronic daily headache in adolescents: prevalence, impact, and medication overuse. Neurology 2006; 66: 193-197.

4）Yamani N, et al. New daily persistent headache: a systematic review on an enigmatic disorder. J Headache Pain 2019; 20: 80.

5）Rozen TD. New daily persistent headache: clinical perspective. Headache 2011; 51: 641-649.

6）Mokri B. Spontaneous CSF leaks: low CSF volume syndromes. Neurol Clin. 2014; 32: 397-422.

7）橋本洋一郎. 脳脊髄液減少症の診断と治療. 自律神経 2020; 57: 51-55.

8）Callen AL, et al. Diagnosis and treatment of spontaneous intracranial hypotension: Role of epidural blood patching. Neurol Clin Pract 2024; 14: e200290.

9）D'Antona L, et al. Clinical presentation, investigation findings, and treatment outcomes of spontaneous intracranial hypotension syndrome: A systematic review and meta-analysis. JAMA Neurol 2021; 78: 329-337.

10）荒井元美. 特発性低髄液圧症候群が疑われた連続56症例の臨床的および画像診断学的特徴と転帰. 臨床神経2015; 55: 623-629.

11）POTS and Dysautonomia Japan. POTSの概要と症状. https://potsanddysautonomiajapan.org/pots/（2024年11月最終閲覧）

12）Latimer KM, et al. Fatigue in adults: Evaluation and management. Am Fam Physician. 2023; 108: 58-69.

13）筋痛性脳脊髄炎／慢性疲労症候群（ME／CFS）: 臨床医のための手引書.2020.

14）Cheema S, et al. Multidisciplinary consensus guideline for the diagnosis and management of spontaneous intracranial hypotension. J Neurol Neurosurg Psychiatry 2023; 94: 835-843.

15）橋本洋一郎. 脳脊髄液減少症の診断と治療. 自律神経 2020; 57: 51-55.

16）Schievink WI, et al. Quadriplegia and cerebellar hemorrhage in spontaneous intracranial hypotension. Neurology 2006; 66: 1777-1778.

17）Chi NF, et al. Transtentorial herniation with cerebral infarction and duret haemorrhage in a patient with spontaneous intracranial hypotension. Cephalalgia 2007; 27: 279-282.

18）Matosevic B, et al. Recurrent brainstem infarction caused by spontaneous intracranial hypotension. Cephalalgia 2016; 36: 812-813.

19）Zhang D, et al. Cerebral venous thrombosis in spontaneous intracranial hypotension: A report on 4 cases and a review of the literature. Headache 2018; 58: 1244-1255.

20）Hammad T, et al. Posterior reversible encephalopathy syndrome secondary to CSF leak and intracranial hypotension: A case report and literature review. Case Rep Neurol Med 2015; 2015: 538523.

21）Santillan A, et al. Pearls & Oy-sters: Spontaneous intracranial hypotension and posterior reversible encephalopathy syndrome. Neurology 2016; 86: e55-57.

22）Schievink WI, et al. Reversible cerebral vasoconstriction in spontaneous intracranial hypotension. Headache 2007; 47: 284-287.

23）Mokri B. Spontaneous CSF leaks: low CSF volume syndromes. Neurol Clin 2014; 32: 397-422.

3 歩きにくく，両脚がしびれる

はじめに

普段の外来診療で，患者から「そう言えば，最近手足がしびれて」と相談されることはないだろうか．忙しい外来では，ろくに診察もせずに，「これで様子を見てください」と薬のみ処方して帰してしまうこともあるかもしれない．しびれの鑑別は多岐にわたり，診療に苦手意識をもつ先生も多いだろう．ここでは，亜急性〜慢性のしびれの原因のうち，決してまれではなく，しばしば見逃されているが，確実に診断しておきたい疾患を考える．

CASE FILE　79歳男性

胃がん内視鏡的粘膜下層剥離術（endoscopic submucosal dissection：ESD）後などの既往があるが，ADLの自立した79歳男性．

主訴　歩きづらさ，両下腿のしびれ

現病歴　普段から4,000歩くらいの散歩を日課としていたが，3週間くらい前から歩行が不安定になった．特に歩き始めるときに両下肢に力が入りづらい．顔面や上肢には脱力感はないが，両下腿のしびれを感じる．前医整形外科を受診し，腰椎のX線写真が撮像され，「多少狭いところはあるかもしれないが，内科の病気ではないか」と言われ，当院の内科初診外来を受診された．経過中，発熱や体重減少は認めなかった．

既往歴　胃がんESD後（6年前）

薬剤歴　常用薬なし

生活歴　アルコール：日本酒1合／毎日，たばこ：7〜8本／日を20歳から現在まで

身体所見

バイタルサイン：体温35.4℃，血圧140/86mmHg，脈拍83bpm整

一般身体所見では特記所見なし．四肢は筋萎縮や筋把握痛を認めなかった．皮膚筋炎を疑う皮疹はなかった．脳神経の脱落所見はなく，徒手筋力テスト

（manual muscle testing：MMT）は上下肢ともに異常を認めなかった．四肢の触覚・痛覚は保たれていた．

血液検査では，炎症反応の上昇はなく，CK は正常，蛋白とアルブミンの解離は認めなかった．

さて，両下肢の力の入りづらさを訴えるわりに MMT は保たれており，その他異常所見もはっきりしない．どのような診察を追加したらよいだろうか．本症例では，次に片脚立ちをしてもらった．すると，両側とも片脚立ちでよろけて維持が難しかった．健常者では一見 MMT が保たれていても，片脚立ちができないことで，軽微な筋力低下を検出できることがある．なお，MMT の取り方と解釈については文献 1 が大変わかりやすい．

次に反射と振動覚をとったところ，図 3-1 のようであった．また，10 秒 grip and release test では右 17 回，左 15 回と低下していた（20 回以下で巧緻運動障害ありと診断できる／➡ 32 頁参照）．

図3-1　本症例の反射，振動覚のまとめ

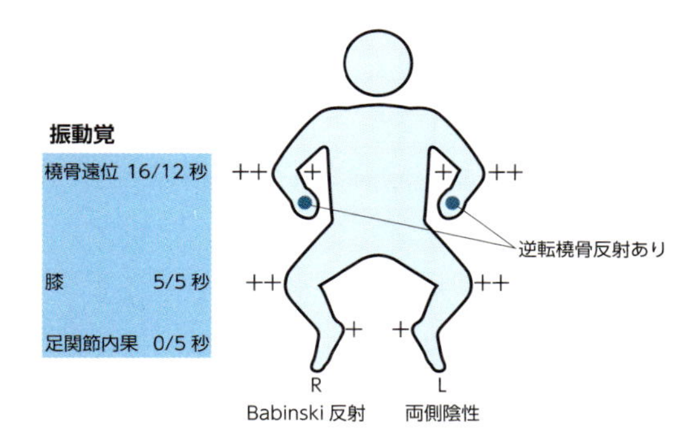

考察

しびれのアプローチ

しびれを訴える患者へのアプローチでは，①訴えるしびれを医学的に解釈すること，②感覚障害の範囲を明らかにすること，そして③随伴する情報（随伴症状，既往症，家族歴など）を的確に取ることが重要となる．感覚の量的低下（鈍麻，消失）はあるのか，あれば表在覚なのか深部感覚なのか，あるいは質的異常

（痛覚過敏や異常感覚）はあるのかを明らかにする．患者によっては運動麻痺や関節痛をしびれと表現していることもある．そして，感覚障害の分布を明らかにする．本症例のように，位置覚や振動覚までとることで診断の糸口が見つかることもある．丁寧な病歴聴取と神経診察から，神経学的な病巣診断と病因（etiology）を解き明かしていくのが診断の醍醐味である．しびれ診療についてより深く学びたい方は，雑誌『総合診療』の2023年2月号「しびれQ & A」が大変わかりやすく，一読をお勧めする．

頸椎症性脊髄症（cervical spondylotic myelopathy：CSM）について

本症例では，両下肢の腱反射が亢進し，両手にしびれがあり，逆転橈骨反射が陽性であるところから，CSM（特にC6髄節）を疑った．ここからCSMの神経症候についてまとめる．まずは，椎体と神経根，脊髄（運動髄節と知覚髄節）のレベルがどう対応しているか（図3-2），そして脊髄横断面での神経路の分布（図3-3）を確認しよう．例えば，C6/7での椎間板ヘルニアではC7神経根とC8脊髄が障害されることが多い．

CSMは頸髄が骨棘，靭帯（後縦靭帯や黄色靭帯の肥厚・石灰化），椎間板変性などにより圧迫を受け障害され，同レベルでの髄節徴候（segmental sign）とそれより下位での索路徴候（long tract sign）を来たす（表3-1）．

問診のポイント

CSMの多くは緩徐発症で慢性的な経過を辿るが，経過中に外傷や頸椎後屈などで急に悪化することがある．初発症状は，手指のしびれと歩行障害であること

図3-2　椎体と神経根，脊髄髄節との関係

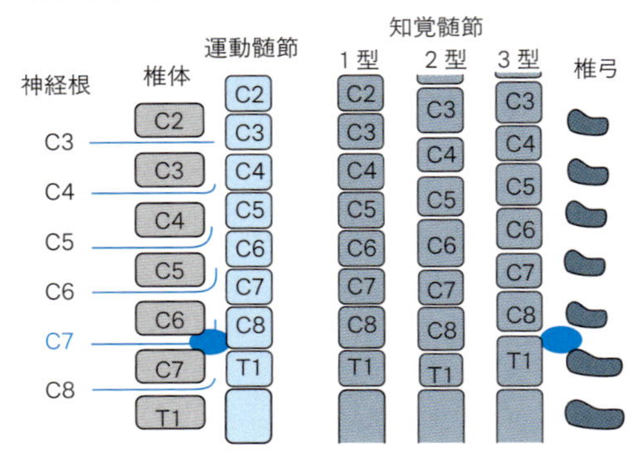

（文献2を参考に作成）

図3-3　脊髄横断面での神経路の分布

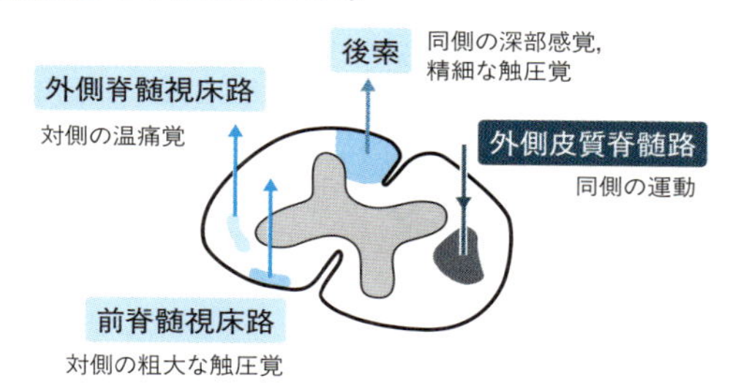

表3-1　脊髄症による髄節徴候（segmental sign）と索路徴候（long tract sign）

索路徴候（long tract sign）：白質の脊髄伝導路の遮断症状・所見

a．錐体路徴候（pyramidal tract sign）
- 筋萎縮を伴わない痙性麻痺：手の巧緻性障害や起立・歩行障害
- 深部反射亢進
- 病的反射出現
- Myelopathy hand

b．後索障害
- 深部知覚（位置覚，振動覚）障害
- 識別性知覚障害・手指や足部の異常感覚（ピリピリ感，ジンジン感）
- Romberg 徴候

c．脊髄視床路障害
- 温痛覚障害（外側脊髄視床路）
- 触覚障害（前脊髄視床路）
- 膀胱直腸障害

髄節徴候（segmental sign）：障害レベルの灰白質の異常髄節性の分布を示す弛緩性麻痺や筋萎縮，線維束攣縮を生じる．ただし，前角細胞の障害か神経根の障害かは，診察所見での識別は困難である．

（文献 3 を参考に作成）

が多い．これに対して，神経根が障害される頸椎症性神経根症では，病側の肩甲帯部に，痛みや重苦しさを自覚し，しばしば初発症状となる．

しびれが全指にわたる場合は，C3/4 または C4/5 椎間高位病変，尺側手指のしびれは C5/6 病変を疑う．後索障害により深部感覚が障害されることが多く，下肢の振動覚低下は感度が高い所見と感じている．また注意点として，上位頸椎病変では，三叉神経脊髄路を障害し顔面の感覚障害を来たすことがあるため，「顔面の症状がある→頸が原因ではない」と即断してはいけない．歩行障害は，深部感覚障害や下肢の痙性に基づく．腰部脊柱管狭窄症は歩き続けると歩きにくくなる（間欠性跛行）のに対して，CSM では歩き初めから障害を認めることが多い．

また，CSMでは巧緻運動の障害を認める．「攻める問診」として箸使いやボタンの開け閉め，書字，小銭の扱いが以前より不器用になっていないかを聞く．なお，膀胱直腸障害を来たすことは重症でなければまれである[4]．

さて，CSMの診断を難しくしている原因の一つに，偽性局在徴候（false localizing sign）がある．これは原因が頸にありながら，それとは離れた部位に症状が出るため，他の病巣を想定してしまうというmisleadingな徴候である．CSMでは，しびれが上肢には見られず，下肢にのみ見られることで腰椎疾患が疑われることがある（本症例も然り）．実際，C6-7高位病変では，初発症状の自覚部位が下肢であった症例が55%もあったという報告もあり[4]，上位頸椎病変になるほどその頻度は低くなるとされているが，それでもありうる．

身体診察のポイント

障害高位が支配する筋の出力低下や萎縮，腱反射減弱・消失，それより下の腱反射亢進，痙性が出現する．C8髄節より高位の障害では① Wartenberg反射，② Trömner反射，③ Hoffmann反射が見られ，①＞②＞③の順に出現しやすい．皮膚反射が消失し，特に男性では精巣挙筋反射が早期に消失し，診断価値が高いとされる．なお，Babinski反射は重症例でも陽性となることは少ない．

脊髄症のlong tract sign（索路徴候）として，巧緻運動障害を含め手に現れる徴候はmyelopathy handとして知られ，以下の2つで評価できる．

- **finger escape sign**：両手を，手掌を下にして前方に突き出させ，全手指を揃えて伸展させる．頸髄に障害があると，小指が自然に開いてくる．ただし，これは頸髄症に限らず，脳梗塞や尺骨神経麻痺でも認めるので注意が必要である[5]．なお，重症の頸髄症では，母指と示指以外の手指のMCP関節が伸展不能となる[3]．
- **10秒grip and release test**：10秒間，手掌を下にしてできるだけ速く，グーパーを繰り返し行わせる．健常者では25-30回は可能だが，20回に達していないときは脊髄症を疑う[6]．

また，C5，6髄節の限局性障害では，腕橈骨筋反射を誘発しようとすると，腕橈骨筋反射が出現せずに，代わりに手指屈曲反射が見られることがあり，これを「逆転橈骨反射」という．これは，segmental sign（髄節徴候）として同レベルの腕橈骨筋反射が抑制され，long tract signでそれより下の手指屈曲反射が亢進しているためと説明される．メタ解析[7]によると，逆転橈骨反射の脊髄症に対する陽性尤度比は2.6～29でばらつきはあるが，これがあれば単に「脊髄症」，ということだけではなく，「C5，6髄節の障害」と，高位まで推定できるので有用な身体所見と考えている．

さらに感覚障害を見る上で重要なのがcervical lineである．これは，デルマトームにおいて，C4⇔Th2を隔てる不連続線で，前胸部に位置する．下から上に痛覚刺激を入れていき，cervical lineを超えた瞬間に急に痛みが強くなるときが陽性で，C4～Th2間のどこかに脊髄病変があると推定できる．ここで特筆すべきは，cervical lineの遠位であっても患者は痛覚鈍麻を自覚しておらず，cervical lineの上下で比較して初めて，痛覚の強さがまるで違うことに気がつく場合があるということだ（図3-4）．本症例のcervical lineを示した動画を載せる．

図3-4 デルマトームとcervical line

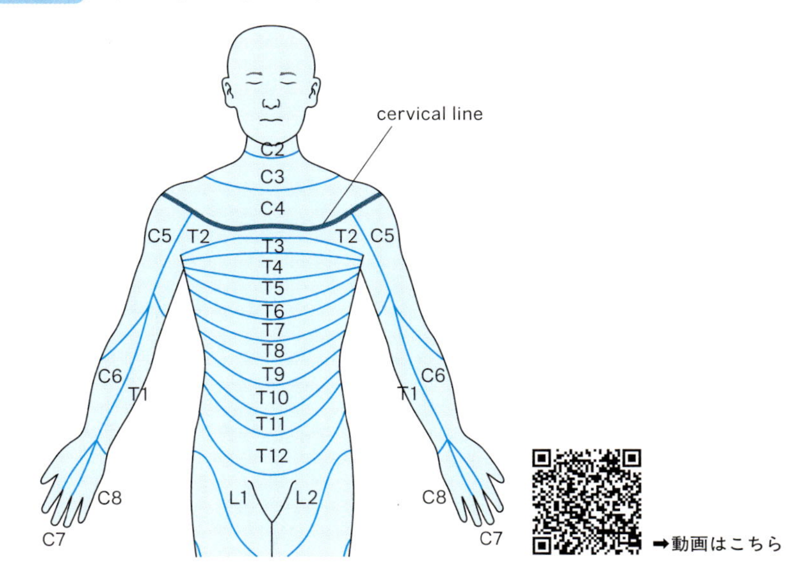

頸椎症性脊髄症の鑑別疾患

鑑別疾患についても簡単に触れる．

脊髄サルコイドーシス

脊髄病変はサルコイドーシスの0.29-0.43%に認められる稀な合併症であ

る[8,9]．中下位頸髄が侵されやすく，MRI で脊髄の腫大，T2 強調像で高信号を示す．造影 MRI の脊髄軸位断で軟膜の造影効果が髄内に進展し，中心管の造影効果と合わさり，三叉のように見える trident sign は脊髄サルコイドーシスの 89% に認められる[10]．

さて，中高年の脊髄サルコイドーシス症例の 66.7% で頸椎症を合併しており，また脊髄の浮腫や腫脹により相対的に脊柱管狭窄として描出されるため，頸椎症性脊髄症との鑑別が重要となる．実際，頸椎症性脊髄症として脊髄除圧後に症状が悪化して，初めてサルコイドーシスと診断されるケースもある．鑑別点としては，頸椎症性脊髄症に比して下肢の long tract sign が前面に出て，上肢の segmental sign が目立ちにくいこと（偽性局在徴候が顕著になる），血清 ACE 上昇（14.3-75%），血清 sIL-2R 上昇（66.7%）[11] などを覚えておく．また，中枢神経のサルコイドーシスは，しばしば末梢神経障害を合併するため，末梢神経電動検査で異常が検出されればサルコイドーシスを疑う根拠となる[11]．

ALS

少し古い報告だが，ALS 64 例のうち当初他疾患と誤診されていた 17 例のうち，8 例が脊椎症と考えられ，うち 5 例が手術されていた[12]．ALS を頸椎症性脊髄症として手術をすると，ALS が進行するという事実はよく知られており，正確に ALS を診断することが重要となる．

頸椎症性脊髄症で見られず ALS で見られる症状・所見として，球麻痺，舌萎縮，筋線維束性攣縮，split hand などが挙がる．また，頭後屈反射（反射弓 C1 ～ 4）や清水反射（反射弓 C3）といった，頸椎症性脊髄症で説明できない，より上位のレベルの反射亢進があるときは，頸椎症性脊髄症の診断を見直す必要がある．

その後の経過

MRI を撮像すると，C4/5 高位で骨棘と黄色靱帯の肥厚があり，同レベルで脊髄内信号変化を認めた．転倒や頸椎伸展に気をつけるよう説明し，整形外科へ紹介した．頸椎症性脊髄症として頸椎椎弓形成術が行われ，リハビリの後に退院となった．

その後の様子について，患者に電話すると，元気に歩けており，両下腿のしびれも気にならなくなったとのことだった．「先生がいろいろな身体診察をして，病気を見つけてくれて，整形外科に紹介してくれ……．ありがとう」とのお言葉をいただいた．私が熱心に神経診察をしていた様子がどうやら大変印象的だったようだ．

患者の心をつかむポイント

診断に迷ったときこそ，主訴と病歴と身体所見に立ち返るようにしている．診断の見えない時間は苦しいが，そのとき，患者に向き合った時間は必ず信頼関係につながる．本症例は丁寧な身体所見から診断に辿りつけた症例であり，筆者の中でも印象深い．

最終診断　頸椎症性脊髄症

参考文献

1）園生雅弘. MMT・針筋電図ガイドブック. 中外医学社, 2018.

2）船場真裕, 他. C6/7脊髄症の症候学と電気生理学的特徴. 脊椎脊髄 2017; 30: 93-99.

3）岩﨑幹季. 頸椎症性脊髄症. 脊椎脊髄 2022; 35: 198-207.

4）国分正一. 頸椎症性脊髄症における責任椎間板高位の神経学的診断. 臨整外 1984; 19: 417-424.

5）Barré JA. La manoeuvre de la jambe. Nouveau signe objectif des paralysies ou parésis dues aux perturbations du faisceau pyramidal. Presse Méd 1919; 79: 793-795.

6）和田英路, 他. 脊椎脊髄疾患における注目すべき症状Myelopathy hand. 脊椎脊髄 2005; 18: 573-579.

7）Cook CE, et al. Clinical tests for screening and diagnosis of cervical spine myelopathy: a systematic review. J Manipulative Physiol Ther 2011; 34: 539-546.

8）Ungprasert P, et al. Characteristics and long-term outcome of neurosarcoidosis: A population-based study from 1976-2013. Neuroepidemiology 2017; 48: 87-94.

9）Bogousslavsky J, et al. Subacute myelopathy as the presenting manifestation of sarcoidosis. Acta Neurochir（Wien）1982; 65: 193-197.

10）Zalewski NL, et al. Central canal enhancement and the trident sign in spinal cord sarcoidosis. Neurology 2016; 87: 743-744.

11）藤澤美和子, 他. 脊髄サルコイドーシス. BRAIN and NERVE 2020; 72: 845-853.

12）Belsh JM, et al. The amyotrophic lateral sclerosis（ALS）patient perspective on misdiagnosis and its repercussions. J Neurol Sci 1996; 139（Suppl）: 110-116.

4 暴言を吐く男性

はじめに

一次から三次までの救急患者を受け入れる某大学病院で勤務していたときのことだった．いつものようにたくさんのwalk-in患者が待合室にいて，救急車が搬送してきた重症患者を初療室に収容した．初療室の患者の治療を進めていると，救急患者搬送口から大きな叫び声が聞こえる．自家用車で救急室に乗りつけた家族が，患者を連れて突然救急室に入ってきたのだ．患者は大きな声で叫びまくっている．女性スタッフ医師が機転を利かせて対応にあたってくれた．

このような状況では，ウイリアム・オスラー先生の「平静の心」を思い出す必要がある．39歳のオスラー先生が1889年にペンシルベニア大学の卒業式で「医師にとって，沈着な姿勢，これに勝る資質はありえない．沈着な姿勢とは，状況のいかんにかかわらず冷静さと心の落ち着きを失わないことを意味する」と述べている[1)]．どのような場合も冷静沈着でいることがよい医師の条件である．

CASE FILE　70歳男性

主訴　暴言を吐く

現病歴　1か月前から，不眠と暴言が出現した．3日前から，暴言がひどくなり，繰り返し昔のことを語るようになった．

当日，ERへ向かう途中，車内で急に力み出し脱糞したという．会話は支離滅裂．会話中に突然泣き出したり怒り出したりする．

息子の話　患者は小学校の教師だった．退職後は土曜日のみ放課後学習を担当していた．認知症の症状は全くなかったが，1か月前から明らかにおかしくなった．孫に怒鳴り，また話の内容が変で昔のことと今のことが混在している．性格は短気，曲がったことが嫌い．

既往歴　高血圧と糖尿病．頭部外傷はない．

身体所見　会話は可能．

バイタルサイン：体温 36.4℃，血圧 161/89mmHg，心拍数 80/ 分，
呼吸数 16/ 分，SpO_2 98%（室内気）
眼瞼結膜：貧血（－）黄染（－）
頸部：項部硬直（－）頸部リンパ節触知（－）
扁桃：腫脹（－）発赤（－），肺野：呼吸音　清，心音：雑音（－）整
腹部：平坦／軟　圧痛（－）腫瘤（－），四肢：浮腫（－）

神経学的所見

瞳孔：3.5mm R ＝ L　対光反射（＋），顔面：対称，知覚障害（－），
構音障害（－）失語（－），舌正中　偏移（－），バレー徴候（－）
深部腱反射：左右差（－），Babinski 反射（－）

考察

亜急性（1 か月前）に進行した性格変化＋易怒性が問題となっている．このような場合，次の鑑別診断が思い浮かぶ．

- 脳炎
- 敗血症
- 前頭側頭型認知症
- 静脈洞血栓症
- 薬物中毒（覚醒剤）
- ビタミン B1/B12 欠乏症
- 傍腫瘍性辺縁系脳炎
- Creutzfeldt-Jakob 病

血液検査の結果が返ってきた．

血液検査

WBC：14,900/ μL	Hb：15.1g/dL
Ht：43.9%	Plt：26.9 万 / μL
MCV：92fL	MCHC：34g/dL
TP：7.3g/dL	Alb：4.8g/dL
T.bil：1.9mg/dL	AST：28IU/L

ALT：34IU/L	Amy：237mg/dL
BUN：20.4mg/dL	Cr：0.94mg/dL
CK：217IU/L	
Na：145mEq/L	K：3.8mEq/L
Cl：105mEq/L	Ca：10.7mEq/dL
Glu：156mg/dL	CRP：< 0.3mg/dL

白血球は上昇しているが，肝機能，腎機能，電解質に問題はなさそうだ．炎症反応（CRP）の上昇も認めない．鑑別診断として，どのような疾患を想起し検査が必要だろうか．

Problem List）
＃　亜急性の性格変化＋易怒性
＃　異常行動（脱糞）
＃　糖尿病
＃　高血圧

神経内科医により以下の検査が施行された．

検査結果

胸部X線：異常なし	心電図：異常なし
頭部CT：異常なし	頭部MRI：3年前と比較し異常なし
髄液検査：異常なし	
抗核抗体（＋－）	dsDNA（－）
ビタミンB1：24（20-50）	ビタミンB12：131（180-914）
銅：96（68-128）	亜鉛：24（65-110）
TSH：6.7（0.35-4.9）	FT4：1.0（0.7-1.48）
抗TPO抗体：770（0-0.3）	抗サイログロブリン抗体：182（0-0.3）
HIV抗体（－）	インフルエンザ抗原（－）
アンモニア：25（35-100）	

ビタミンB12も欠乏していたが，症状および抗TPO抗体と抗サイログロブリン抗体の数値から橋本脳症▶が疑われた．

▶Keyword 橋本脳症 [2, 3]

症状：急性から亜急性の錯乱が生じる．局所的神経障害が再発する脳卒中様のパターンと認知機能が徐々に進行するパターンがある．強直間代性けいれん発作や，ミオクローヌス，幻視，被害妄想が起こる．

病態生理：原因は不明である．抗TPO抗体や抗サイログロブリン抗体による免疫反応との説がある．甲状腺機能は異常を示さないことも多い．自己免疫性脳炎と考えられている．急性散在性脳脊髄炎（acute disseminated encephalomyelitis：ADEM）の一種であるとの意見もある．

治療：ステロイドが著効する．治療前に感染症の除外が重要である．症状と経過が似ているクロイツフェルト・ヤコブ病（Creutzfeldt-Jakob disease：CJD）との鑑別が必要となる．CJDと比較して，橋本脳症では症状の変化が起こりやすい．

処方：メチルプレドニゾロン1gを3日間静脈投与後に経口プレドニゾロン50-150mg/日

その後の経過

経過が気になったので，入院3日目に神経内科病棟に患者を訪ねた．

入院当日より3日間，ステロイドパルス療法を施行されていた．「いろいろとありがとうございます．調子はいいですよ～．体もだいぶ楽になりました．ここはすぐにいろいろなことができる日本一の施設だね．教員なんて，世間知らずの集まりですよ」とニコニコしながら，話してくれた．救急室での暴言や大暴れは一体何だったのだろうと，症状の変化に大変驚いた．

患者の心をつかむポイント

- いかなる場面でも「平静の心」を持ち，患者の病状を冷静に受け止めることが大切である．
- 精神症状を呈しても，重大な内科疾患である可能性がある．患者と家族への真摯な対応が大切である．急性または亜急性の精神症状は内科疾患である可能性が高い．

最終診断 | 橋本脳症

認知症患者の診察では，治療可能な認知症（頻度は＜10%）を見つけることが重要である．治療可能な認知症には表4-1の疾患がある．

表4-1 治療可能な認知症

- 肝性脳症
- 尿毒症
- 甲状腺機能低下症
- ビタミンB1/B12欠乏症
- 正常圧水頭症
- 慢性硬膜下血腫
- うつ病
- 高齢者てんかん
- 神経梅毒
- 薬物依存

上記の疾患を想起すれば，必要な検査は肝機能，腎機能，TSH，RPR，ビタミンB12，頭部CT検査，うつ病スクリーニングが必要なことがわかる[4]．ビタミンB1検査の感度と特異度ははっきりしないので，症状から疑って診断的治療をすることが望ましい．患者背景や症状によっては脳波，HIV，薬物スクリーニング検査が必要となる．

急速に進行する認知症も重要なキーワードである．表4-2の疾患が連想できる．

表4-2 急速に進行する認知症[5]

- Creutzfeldt-Jakob病
- ウイルス脳炎（HIV，単純ヘルペス）
- 中枢神経血管炎
- 腫瘍随伴症候群
- 自己免疫性脳炎（抗NMDA受容体脳炎，抗VGKC※複合体抗体脳炎，橋本脳症）

※VGKC：voltage-gated potassium channel

参考文献
1) 日野原重明, 他. 平静の心　オスラー博士講演集　新訂増補版. 医学書院. 2003; pp1-19.
2) Rubin DI. Hashimoto encephalopathy. UpToDate. last updated Aug 23, 2022.
3) Prusiner SB, et al. Prion diseases. Harrison's Internal Medicine 21st ed. McGraw-Hill, 2022; p3421.
4) Chick D, et al. Dementias. MKSAP19 Neurology. 2021; pp42-50.
5) Harrison NA, et al. Dementia. The Washington Manual of Outpatient Internal Medicine 3rd ed. WOLTERS KLUWER, 2023; pp9932-9935.

5 めまいが治らない

はじめに

めまい診療が苦手な医師は多いだろう．近年は，急性めまいに対して「ATTEST アプローチ」などの優秀な戦略が普及し，ガイドラインにも明記されるようになった．ATTEST アプローチについては，ここで記載しないが，（図5-1）に概略を示す．詳細は，文献1を参照されたい．

図5-1 ATTEST アプローチ

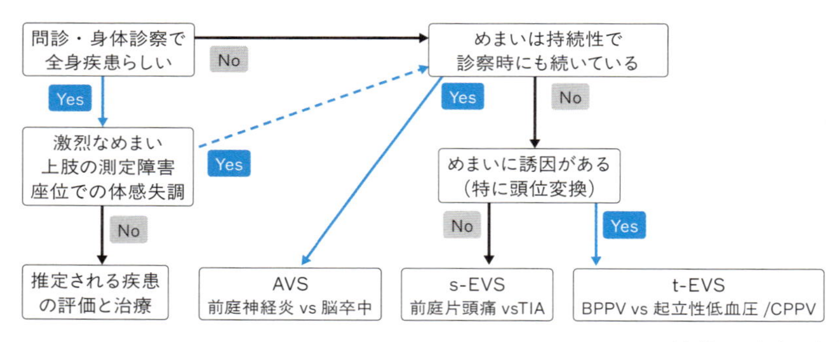

（文献1を参考に作成）

一方，慢性めまいは，原因不明・心因性として評価されることが多く，内科医で得意意識をもつことは多くないだろう．今回は30代女性の4か月前からのめまい，ふらつきの症例を提示する．

CASE FILE 33歳女性

主訴 めまい

現病歴 5か月前に朝起きたときにぐるぐるするめまいがあり，当院救急外来を受診した．診察の結果，後半規管型良性発作性頭位めまい症（benign paroxysmal positional vertigo：BPPV）の疑いとして Epley 法を施行した．症状は消失しなかったが軽快したため，帰宅となった．その後，ぐるぐるするめまいは徐々に頻度が減ったが，座ったり立ったりの動作時にふわふわするような感覚が生じるようになった．日によっては動悸や嘔気があった．その後1か月ほど症状が続くため，4か月前にA病院脳神経外科外来を受診し，神経診察や頭部単純MRI検査で異常はないと言われた．脳神経外科からの紹介でB耳鼻咽喉科クリニックに紹介受診し，聴力検査で難聴はなく，眼振は認めず，前庭動眼反射やビデオヘッドインパルス検査などは正常であり平衡機能に異常はないと判断されたが，足踏み検査は浮動感で実施できなかった．子育てが忙しいことなどを話すと，ストレスのせいなのではないかと言われた．2か月前にC病院総合診療外来を受診．再度頭部MRIを撮像するも異常所見はなし．うつ病と全般性不安障害のスクリーニング問診は2点ずつで陰性であった（表5-1 ☞44頁）．そこでは苓桂朮甘湯を処方され外来フォローとなったが，症状が変わらなかったので，予約外来は受診しなかった．そして症状は続き，当院総合診療外来を受診した．

既往歴　なし

薬剤歴　なし

生活歴　アルコール：機会飲酒，たばこ：20～25歳20本/日，生活：夫と子供と5人暮らし（長男12歳，長女9歳，次男7歳），ペット：なし，職業：なし（主婦），アレルギー：なし

身体所見　意識JCS0

バイタルサイン：体温37℃，血圧106/63mmHg，心拍数96/分（整），呼吸数18/分，SpO_2 98%（室内気）

頭頸部：眼瞼結膜蒼白なし．

胸部：呼吸音清，心雑音・過剰心音なし．

脳神経：異常なし，運動・感覚：異常なし，小脳：異常なし．

立位保持・座位保持：可能，足踏み試験：不安定で実施不可能．

歩容：診察室に入ってくるときは安定しているように見えたが，診察室で座っているところから立ち上がって歩くときは不安定だった．

起立試験：頻脈・血圧低下なし．

慢性経過のめまい・ふらつき症状であるが，神経所見・画像所見・平衡機能検査で異常を呈していない．

表5-1 うつ病と全般性不安障害のスクリーニング

全般性不安障害のスクリーニング：GAD-2 ※3点以上がカットオフ
- 過去1か月間，あなたは以下のことでよく悩みましたか？
  神経質になったり，不安や緊張を感じることがありますか？
  0：全くない，1：数日，2：半分以上の日に，3：ほぼ毎日
  いろいろなことが心配になりますか？
  0：全くない，1：数日，2：半分以上の日に，3：ほぼ毎日

うつ病のスクリーニング：PHQ-2 ※3点以上がカットオフ
- この2週間，次のような問題にどのくらい頻繁に悩まされていますか？
  物事に対してほとんど興味がない，または楽しめませんか？
  0：全くない，1：週に数日，2：週の半分以上，3：ほぼ毎日
  気分が落ち込む，憂うつになる，または絶望的な気持ちになりますか？
  0：全くない，1：週に数日，2：週の半分以上，3：ほぼ毎日

考察

慢性めまいは一般的に3か月以上症状が持続する場合と定義される[2)]．その中で一般的な神経診察所見，画像所見などで異常を呈さない，生じづらいものの代表的なものを表5-2に示す[2-4)]．

前庭片頭痛の病歴はなく，前庭機能は耳鼻咽喉科で異常なしで，頸部動作や肩こり・首こりに随伴する症状はなかった．スクリーニング問診では，うつ病，全般性不安障害は呈しておらず，めまいを呈する薬剤の内服はなかった．

その他の診断がつかないことと特徴的な病歴から機能性めまい▶である持続性知覚性姿勢誘発めまい（persistent postural perceptual dizziness：PPPD）を考えた．

▶Keyword 機能性めまい

画像検査で粗大な病変を認めないにもかかわらず，めまい症状を呈する一群である．基本的にはPPPDが代表すると考えてよい．

PPPDはこれまで，恐怖性姿勢めまい症（phobic postural vertigo：PPV），SMD（space motion discomfort），VV（visual vertigo），CSD（chronic subjective dizziness）と報告されてきた疾患群がひとまとめにされた経緯がある[5)]．中でもPPVはPPPDとほぼ同義であり，相違点としてPPVは不安症・うつ病・強迫症が精神背景／気質として診断基準に入っているが，PPPDはあくまで平衡機能に関する症状に基づき，慢性の概念が追加されている．PPVはPPPDを特徴的なパーソナリティという面から見た疾患と考えることができる[6)]．

PPPDには背景の精神疾患／気質は診断基準に含まれないが，不安・抑うつ・身体症

状への過敏性などをもつ患者でPPPDを生じやすく[7,8]，PPPDでもうつ病と不安障害についてはスクリーニングが推奨されている[5]．筆者は特に強迫性パーソナリティ障害を把握することがPPPDの診断・マネジメントに有用であると考えている．精神疾患との合併例は内科と精神科の両方での対応が重要である．

ここで，慢性めまいの中で多くの割合を占め，特徴的な問診で診断を絞り込むことができるPPPDについて記載する．PPPDは，慢性めまいの多くの割合を占めることがわかってきた．ドイツのめまい専門施設ではBPPVに次いで2番目に多いめまいの原因がPPV（後述するがPPPDとほぼ同義）であった[9]．新潟大学の慢性めまい541例のうち最多の37%がPPPDあり，従来原因不明の「めまい症」とされてきた慢性めまいの約70%がPPPDであると考えられており[10]，近年日本でも市民権を得てきた印象がある．

PPPDはめまいに関する最大の国際学会であるBraney Societyによって2017年に定義され，2018年ICD-11に追加された．表5-3（☞46頁）にBraney Societyの診断基準を示す[11]．

表5-2　慢性めまいで，神経診察所見，画像所見などで異常を呈さない代表例[2-4]

慢性前庭性片頭痛	反復性前庭性片頭痛後の軽度のめまい，悪心および片頭痛様症状
代償不十分な前庭疾患	急性または反復性前庭性発作後に残存するめまい
頸性めまい	頸部を動かしたときに一致して数秒のめまいがするパターンの他に肩こり・首こりに伴い持続的にめまいがするパターンがある 酔ったような感覚やふらつきがあること，上部頸椎の身体検査中に痛みが誘発されることなどが特徴
心因性めまい	あらゆるめまいを生じうるが持続性浮動感が多い うつ病，身体症状症，不安障害が知られる
薬剤性めまい	鎮静系，前庭抑制系，耳毒性，小脳毒性，起立性低血圧を生じる薬剤など
持続性知覚性姿勢誘発めまい（persistent postural perceptual dizziness：PPPD）	後述

表5-3　PPPD の診断基準[11)]

以下の A-E を全て満たす	
A	浮遊感，不安定感，非回転性めまいのうち 1 つ以上が 3 か月以上にわたってほとんど毎日(15/30 日以上)存在する． 1．症状は長い時間(時間単位)持続するが，症状の強さに増悪・軽減が見られることがある． 2．症状は 1 日中持続的に存在するとは限らない．
B	持続性の症状を引き起こす特異的な誘因はないが，以下の 3 つの因子で増悪する． 1．立位姿勢 2．特定の方向や頭位に限らない，能動的あるいは受動的な動き 3．動いているもの，あるいは複雑な視覚パターンを見たとき
C	この疾患は，めまい，浮遊感，不安定感，あるいは急性・発作性・慢性の前庭疾患，他の神経学的または内科的疾患，心理的ストレスによる平衡障害が先行して発症する． 1．急性または発作性の病態が先行する場合は，その先行病態が消失するにつれて，症状は基準 A のパターンに定着する．しかし，症状は，初めは間欠的に生じ，持続性の経過へと固定していくことがある． 2．慢性の病態が先行する場合は，症状は緩徐に進行し，悪化することがある．
D	症状は顕著な苦痛あるいは機能障害を引き起こしている．
E	症状は，他の疾患や障害ではうまく説明できない．

特筆すべき点として以下が挙げられる．

- 「3 か月以上ほぼ毎日」持続する浮遊感，不安定感，非回転性めまいがある
- 症状は，立つ，動く，動くものや複雑な模様を見るなどで増悪する（同時に全て存在する必要はなく，経過の中で認めればよい）
- 器質的または心理的な原因による「急性めまい」症状に続発して発症することが多い
- 平衡機能検査・神経学的検査・脳画像検査で異常所見を認めないが，除外診断ではなく，上記の特徴的な病歴から積極的に診断する疾患である

病歴を遡り発症のトリガーとなったイベントがないか，慢性めまいの増悪誘因がないか，を聴取することが重要である．この 2 点について補足する．

発症のトリガーとしては，診断基準の中で末梢性／中枢性前庭障害（25 ～ 30%），前庭片頭痛発作（15 ～ 20%），めまいを生じるパニック発作や不安症状（15%ずつ），脳震盪／むち打ち（10 ～ 15%），自律神経障害（7%）などが挙げられている[11)]．筆者の経験では BPPV が治ってきたと思ったら，だらだらめまい

が続くというパターンが多い.

増悪誘因としては，立位・体動・視覚刺激の3つだが，千葉大学からの報告では，体動が90.9%と最多で，立位（66.7%），視覚（30.3%）と続き，3つ全てを呈したのは15.2%であった．体動での増悪はスクリーニング的に使用でき，視覚での増悪は他疾患では認めない特異的なもののため，鑑別に有用であると考えられる[12)]．視覚刺激としては，複雑なものや動くものが典型的である[5)]．なお，新潟大学耳鼻咽喉科からPPPDに対する問診票が無料でWEB上で公開されている．要点を理解するのにも，診断の補助にも有用である（https://www.med.niigata-u.ac.jp/oto/common/file/dizzy.pdf）.

本症例を診断基準に合わせて追加の問診をしてみる．概ね診断基準は満たしているようである（表5-4 ☞48頁）.

このようにPPPDの特徴を押さえ，診断基準に合致する形の慢性めまいを積極的に診断することが重要である．ここで，より理解を深めるために，病態生理について補足する.

人間は前庭・視覚・深部覚の3つより，バランスをとることで姿勢を保っている．めまい症状の後には，足首を固定したり歩幅を狭めたりしバランスをとるような，視覚や深部覚が優位の姿勢制御反応が認められる（図5-2 ① ☞48頁）．通常は，この後に前庭機能が代償をし，徐々に自然とバランスがとれるようになる（図5-2 ② ☞48頁）．しかし，PPPDはもともとの精神疾患・気質から不安感なども相まって，視覚・深部覚が過剰となり，立位・体動・視覚などで増悪する慢性的なめまい症状を生じていると考えられている（図5-2 ③ ☞48頁）[13)]．この反応は，過去の経験より高いところから落ちてしまうのではないかという不安が生じてバランスを崩す「高所恐怖症」と似ている[14)]．高い屋根の上での作業やスケートリンクなど滑りやすいところにいるときを想像してみると，イメージがつきやすいだろう.

その後の不安により症状が増悪するため，病院を受診して診察や検査を受けても「異常がない」と判断され，一時的に症状が改善するが，すぐに不安になり症状が再燃するという悪循環に陥る（図5-2 ④ ☞48頁）.

実際，この全体像を外来で病歴として把握したとき，俗的な言葉で言い換えると「ドクターショッピング」をしているように感じる．この言葉は，陰性感情と

表5-4 本症例と PPPD の診断基準

以下の A-E を全て満たす	
A	浮遊感，不安定感，非回転性めまいのうち 1 つ以上が 3 か月以上にわたってほとんど毎日(15/30 日以上)存在する. 1. 症状は長い時間(時間単位)持続するが，症状の強さに増悪・軽減が見られることがある. 2. 症状は 1 日中持続的に存在するとは限らない. ➡3 日に 2 日はめまい症状があり，大抵朝起きてからや外出中の発症で数時間続くことが多い.
B	持続性の症状を引き起こす特異的な誘因はないが，以下の 3 つの因子で増悪する. 1. 立位姿勢 2. 特定の方向や頭位に限らない，能動的あるいは受動的な動き 3. 動いているもの，あるいは複雑な視覚パターンを見たとき ➡動き始めて歩いたり乗り物に乗っているときはあまり悪くならないが，立っているときや携帯の画面をスクロールしているとき，人混みなどでめまい増悪する.
C	この疾患は，めまい，浮遊感，不安定感，あるいは急性・発作性・慢性の前庭疾患，他の神経学的または内科的疾患，心理的ストレスによる平衡障害が先行して発症する. 1. 急性または発作性の病態が先行する場合は，その先行病態が消失するにつれて，症状は基準 A のパターンに定着する．しかし，症状は，初めは間欠的に生じ，持続性の経過へと固定していくことがある. 2. 慢性の病態が先行する場合は，症状は緩徐に進行し，悪化することがある. ➡最初に BPPV と診断され，頭を動かした時の瞬間的なめまいは比較的すぐに改善したが，その後今の慢性的なめまい症状が続いている.
D	症状は顕著な苦痛あるいは機能障害を引き起こしている. ➡外出を控えるようになり，仕事は休んでいる.
E	症状は，他の疾患や障害ではうまく説明できない. ➡いろいろな病院で原因不明と言われた.

図5-2 PPPD の病態生理

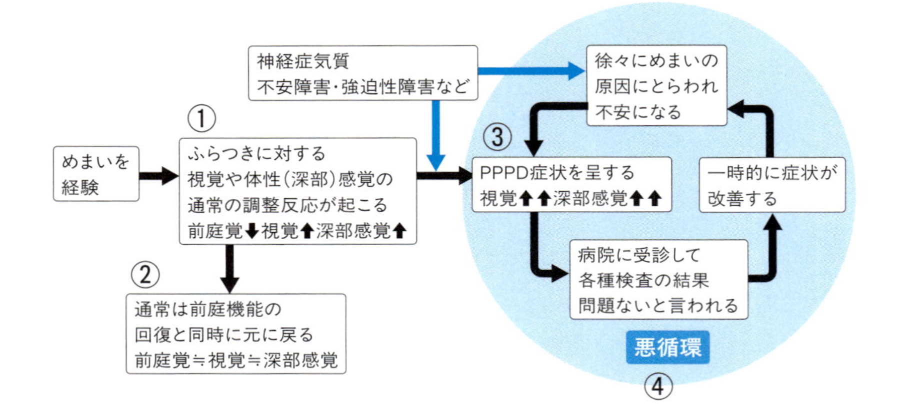

ともに用いられ，医療従事者に「厄介な」印象を与えたり，「内科的ではない」という先入観を与えたりするのではないだろうか．様々な医療機関を受診したが原因がわからない「ドクターショッピング」は，PPPD より強迫性パーソナリティ障害▶・強迫症の特徴であると考えられる．疾患の診断がついているかどうかにかかわらず，「頻繁に病院を受診している患者」の背景に強迫性障害がないかを考えることは重要である．

▶Keyword 強迫性パーソナリティ障害

- 強迫とは，わかっているけどやめられないという気質である．疾患としては 1 つのことが気になって仕方がない強迫症が代表的であり，強迫的な考え（強迫観念）や行動（強迫行為）により，1 日 1 時間以上，生活に支障を来たすものと，米国精神医学会（APA）の「精神疾患の分類と診断の手引き」第 5 版（DSM-Ⅴ）では明記されている．また，厚生労働省から出ているマニュアルには 図 5-3 （☞ 50 頁）のような概念図があり，理解しやすい[15]．このマニュアルは患者への説明でも有用であり，一読を勧める．
- ここでは診断基準を満たさないが気質があるもの（強迫性パーソナリティ）も PPPD の素因として重要であることを強調したい．
- スクリーニングでは「細かいことに気を遣いすぎていることがないか？」「注意深く慎重に行動しても，もう大丈夫だと思えないことなど，ないですか？」「病気にならないよう，必要以上に気をつけているか？」などの質問が有用である．具体的な思考・行動としては，外出後に自宅の鍵をかけたか不安になり何度も確認しに戻ってしまうことなどが想像しやすいだろう．筆者は中学生までまさにこの気質があり，外出のたびに数回鍵の確認しに戻ったり，登下校時に白線の上を歩かないと進めなかったりなどの儀式的なルールがあったが，年齢が上がるにつれて自然と気にならなくなった．
- また，近年，強迫症・強迫性パーソナリティに関連した反復的・儀式的な行動を特徴とする臨床病型を「強迫スペクトラム障害」として考えられている[16, 17]．これに PPPD が含まれると考え，その他に診断がついていてもついていなくても，頻回受診・ドクターショッピングを繰り返している可能性がある場合（便秘が気になって何度も薬の相談や浣腸目的に受診する　など）は，強迫性スペクトラム障害を想起する．この想起は病態を理解し行動変容を促したり，患者への説明など，必要に応じて治療に有用である（ 図 5-4 ☞ 51 頁）．
- 強迫症の薬物療法の基本は選択的セロトニン再取り込み阻害薬（selective serotonin reuptake inhibitor：SSRI）である．

追加で問診をしてみた．

図5-3　強迫行為の概念図

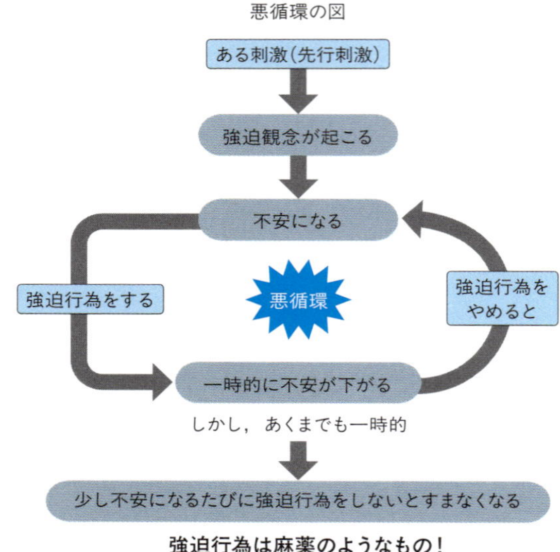

厚生労働省の強迫性障害（強迫症）の認知行動療法マニュアル（治療者用）より[15)]

筆者：「細かいことを気にしすぎたり気になること，例えば，鍵をかけたか心配になって確認に行ったりすることはありますか？」

患者：「そうなんです，昔から戸締まりは何度も確認しています．あと，ガスの栓を閉じたかなとか，車の鍵閉めたかなとか確認に戻るんです．なんでそんなことを聞くんですか？」

強迫症とまではいかないが，強迫性パーソナリティ障害の要素は明らかにありそうである．

PPPD について，この強迫性パーソナリティ障害が悪循環を起こしている可能性が高いことを，図 5-2（☞ 48 頁），図 5-4 を見せながら説明した．患者からは，「そうなんです．ちょっと不安になると病院に行って検査してもらわないと，と思ってしまうんです．どうすればいいんですか，これって治るんですか．昔からこうなんです」と言われた．

PPPD の治療は SSRI などの抗うつ薬，前庭リハビリテーション，認知行動療法などの有用性が報告されているが[18)]，2023 年に PPPD に対する薬理学的／非薬理学的介入がコクラン・レビューで検討され，明確なエビデンスがないのが現状

図5-4　強迫症，強迫性パーソナリティの特徴

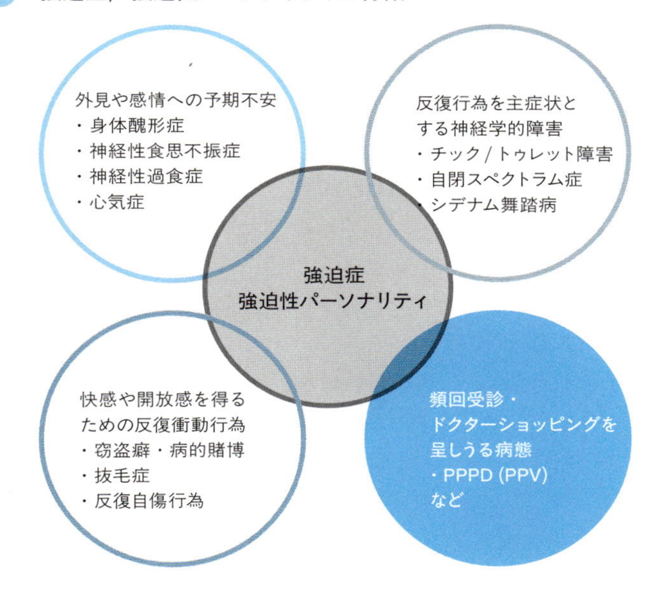

である[19, 20]．前庭リハビリテーションの適応については耳鼻咽喉科での評価が必要である．

そのため，内科医としては前述のPPPD/PPVの病態生理と背景の精神気質を把握し，個別のアプローチを行うことが重要である．以下に具体案を述べる．

まずは除外診断的ではなく，病歴からPPPDの診断を下し，典型的な病歴や上記のような病態を患者に伝えることが重要である[5)]．そして，疾患の全体像を患者がメタ認知できるように繰り返し説明すること，これまで長期間，原因不明とされつらかった患者をねぎらうこと，疾患に対して医師が誠実に取り組んでいることを伝える．よく言われることだが，めまいは医療従事者が想像するよりもはるかに患者はつらい思いをしている．それが長期間持続しているなら，患者の心労は筆舌に尽くし難い．そして，ドクターショッピングとして医療機関を複数受診した上で最終的に現状に辿り着いているため，医療従事者への不信感が生じている可能性がある．確定診断がついていなくても，仮説を立て，それに対して医師と患者が同じ方向を向いて病状と向き合っていくことを強調することが重要である．SSRIを導入したから症状がすぐに改善するという経験は少なく，長期間の外来診療の中で長い目で症状改善を見ていくことを共有するのが重要である．

これらを踏まえた上での，その後の治療として前庭リハビリテーション，薬物療法〔SSRI／セロトニン・ノルアドレナリン再取り込み阻害薬（serotonin-norepinephrine reuptake inhibitor：SNRI）〕，認知行動療法について記載する．

前庭リハビリテーション

耳鼻咽喉科での専門的な対応が必要であり，詳細は文献10），21）を参照いただきたいが，過剰な視覚・深部感覚の反応を徐々に抑え，慣れさせるようにすること，歩行の際は視線を下げ，徐々に歩行を行っていくことなどが重要である．

薬物療法（SSRI/SNRI）

原理的には強迫症状よる悪循環に対して使用するが，精神疾患の併存にかかわらずPPPDに有用とされ，うつ病に使用される量の半分以下から徐々に増量することが推奨される[5)]．筆者は消化器症状を主とする副作用が出ないようにSSRIのセルトラリンを12.5～25 mgの少量から開始し1-2週ごとに漸増する．また副作用を生じても，数日で軽快してくる場合が多いことを説明する．すぐに治そうとすることが重要ではなく，問題なく薬を飲み続けられることが，まずは重要である．その他，使用にあたり，QT延長には注意すべきであり，使用開始前や長期使用時は定期的な心電図検査は行うのがよいだろう．

認知行動療法

環境が整っていれば精神科医・心療内科医・臨床心理士による対応が可能であるが，内科医としてはPPPDの病態や強迫性パーソナリティ障害による悪循環の図を用いながら説明を繰り返す．これがすぐに治療に直結することもあれば，ドクターショッピングを防ぎ，定期外来通院へつながることもある．

その後の経過

患者にPPPDの診断を伝え，病態生理の図と不安になったときに病院を受診したくなる強迫思考・行為が悪循環につながっていることを説明した．相談の上，セルトラリン（ジェイゾロフト®）12.5mgから内服を開始し，2週後のフォローとした．

2週後の外来で，めまい感が軽減したとのこと，また副作用がないことを確認し，セルトラリン25mgに増量し，再度2週後フォローとした．

2週後，患者は外来に受診しなかった．

しかし1か月後，夜間救急外来にめまいで救急搬送となっており，血液検査，頭部CT/MRI検査で異常がなく，帰宅となっていた．救急医が私の外来に受診するように指示をし，後日，患者は総合診療外来へ受診した．

患者からは「薬を飲んでいると，めまいはなくなったけれど，途中から嘔気があって飲むのをやめた．その後しばらく落ち着いていたので外来も行かなくていいと思っていたけれど，夜に不安になって，めまいがして，この前救急搬送された．その後も，めまいは続いている」とのこと．

改めて，PPPDとしての外来フォローを当科で行うこと，治療自体は長期の外来通院を想定してほしいこと，不安になったり薬のことで困ったりしたら，私の外来で相談をしてほしいことを伝えた．

その後はセルトラリン50mgを内服しつつ，臨時受診は数回あったが，6か月ほど外来通院することができ，めまいはほとんど感じることなく仕事にも復帰することができた．

患者の心をつかむポイント

内科外来，特に初診外来では診断がつかない患者も多い．内科医は診断がついていない不確実な状態を恐れ，時には原因不明のため，という理由で終診にすることさえあるであろう．

特にPPPDは前述の通り，ドクターショッピング化することが多く，根気強く病態を説明し，悪循環を起こさないようにすることが重要である．そのために最も重要なのは外来ドロップアウトを防ぐことである．

前述の病態を説明した後，今後治癒していくまでに長期間を要することがあるが，外来には必ず通院してほしいこと，不安があれば臨時受診をするにしてもできる限り自分の外来に受診してほしいこと（外来予約を早めてもいいし，臨時受診可能な曜日を全て伝えておくなど）を共有する．

まとめると，定期外来で最も重要なことは，外来ドロップアウトを防ぐことである．医者としては，生活指導を守れない，薬の飲み忘れをする患者などに対して，説教的な指導をしてしまうこともあるかもしれないが，極論を言うと定期外来に予約通りに来ているだけで十分合格である．これを意識するだけでも外来の質は大きく変わるだろう．

最後に，所属組織のボスから言われた言葉を添える．

「人も組織も病気も劇的に改善するチャンスがあるのは，問題が生じるときであり，そのときをじっと待ち，介入できるかが重要である」．

客観的に見て大きな変化はなくても，長く関わることで改善のチャンスは訪れるのである．

最終診断｜**PPPD**

参考文献
1）Edlow JA, et al. Guidelines for reasonable and appropriate care in the emergency department 3（GRACE-3）: Acute dizziness and vertigo in the emergency department. Acad Emerg Med 2023; 30: 442-486.
2）井口正寛 監訳. 症状や所見からアプローチする めまいのみかた（Dizziness: A practical Approach to Diagnosis and management Second Edition）. MEDSi, 2020.
3）L'Heureux-Lebeau B, et al. Evaluation of paraclinical tests in the diagnosis of cervicogenic dizziness. Otol Neurotol 2014; 35: 1858-1865.
4）堀井 新. 慢性めまいの鑑別診断. 日本耳鼻咽喉科頭頸部外科学会会報2021; 124: 1210-1214.
5）Popkirov S, et al. Persistent postural-perceptual dizziness（PPPD）: a common, characteristic and treatable cause of chronic dizziness. Pract Neurol. 2018; 18: 5-13.
6）五島史行. 持続性知覚性姿勢誘発めまい（persistent postural perceptual dizziness; PPPD）. 日本耳鼻咽喉科頭頸部外科学会会報 2021; 124: 1467-1471.
7）Hallett M, et al. Functional neurological disorder: new subtypes and shared mechanisms. Lancet Neurol 2022; 21: 537-550.
8）Knight B, et al. Persistent postural-perceptual dizziness. StatPearls［Internet］. Last Update: April 15, 2023.［https://www.ncbi.nlm.nih.gov/books/NBK578198/］
9）Brandt T. Phobic postural vertigo. Neurology 1996; 46: 1515-1519.
10）堀井 新. 慢性めまい（PPPDおよび加齢性前庭障害）の診断と治療. 日本耳鼻咽喉科頭頸部外科学会会報2023; 126: 1195-1204.
11）Staab JP, et al. Diagnostic criteria for persistent postural-perceptual dizziness（PPPD）: Consensus document of the committee for the Classification of Vestibular Disorders of the Bárány Society. J Vestib Res 2017; 27: 191-208.
12）Ishizuka K, et al. The Clinical key features of persistent postural perceptual dizziness in the general medicine outpatient setting: A case series study of 33 patients. Intern Med 2020; 59: 2857-2862.

13) 八木千裕, 他. 持続性知覚性姿勢誘発めまいの最新知見. Equilibrium Research 2020; 79: 62-70.

14) Brandt T, et al. Acrophobia impairs visual exploration and balance during standing and walking. Ann N Y Acad Sci 2015; 343: 37-48.

15) 中谷江利子, 他. 強迫性障害(強迫症)の認知行動療法マニュアル(治療者用). https://www.mhlw.go.jp/file/06-Seisakujouhou-12200000-Shakaiengokyokushougaihokenfukushibu/0000113840.pdf

16) 松永寿人, 他. 不安の病気としての強迫症. 精神医学2021; 63: 897-904.

17) Murphy DL, et al. Obsessive-compulsive disorder and its related disorders: a reappraisal of obsessive-compulsive spectrum concepts. Dialogues Clin Neurosci. 2010; 12: 131-148.

18) 堀井 新. 持続性知覚性姿勢誘発めまい(PPPD)の診断と治療. 日本耳鼻咽喉科頭頸部外科学会会報2020; 123: 170-172.

19) Webster KE, et al. Non-pharmacological interventions for persistent postural-perceptual dizziness(PPPD). Cochrane Database Syst Rev 2023; 3: CD015333.

20) Webster KE, et al. Pharmacological interventions for persistent postural-perceptual dizziness(PPPD). Cochrane Database Syst Rev 2023; 3: CD015188.

21) 新井基洋. 慢性めまい治療の手札を増やす―前庭リハの選択と認知療法の導入―. 日本耳鼻咽喉科頭頸部外科学会会報2021; 124: 86-94.

6 疲れがとれない

はじめに

倦怠感から連想される疾患はたくさんある．うつ病，甲状腺機能低下症，結核，悪性腫瘍，薬剤の副作用，ビタミン欠乏症など，ほとんどの病気は倦怠感を伴うといってよいだろう．倦怠感の他にどのような症状を伴っているのかが重要である．

本症例は，小学生の子供を持つ30代女性で，2年前から続く倦怠感のためほぼ寝たきりになっているという．夫と一緒に来院．倦怠感が強く診察室の椅子に座ることも大変そうだった．会話は問題なくできる．夫はとても優しく妻をいたわっていた．夫婦仲はよさそうだ．

CASE FILE　34歳女性

主訴　疲れやすい

現病歴　**数年前**から疲れやすい．**4年前**に肺炎，**2年前**に帯状疱疹に罹患した．その後，疲労感や息切れ，頭痛，めまいが続いている．**10か月前**から仕事に行くことができなくなり辞めた．無理をすると疲れてしまう．

日常は，小学校に通う2人の子供の面倒をみるため，6時に起床し前日に用意した朝食を30分かけて準備する．そして7時に子供を学校に送り出すと，疲労のため寝込んでしまう．そのため，一日の大半を寝て過ごしている．子供が学校から帰宅するのが16時頃である．16時から23時までは，頑張って起きて夕食の準備などをする．

午前より午後の方が比較的調子がよい．緑茶やコーヒーを飲むと元気になる．現在の症状は発熱，頭痛，めまい，息苦しさ，腹痛，嘔気，背部痛，関節痛である．幻聴もある．救急車のサイレン，夫の声，電子音が聞こえる．濃い味のもの（ハンバーガーなど）が食べたくなる．子供とパン作りをしたいが，倦怠感が強くてできない．もう一度，以前のように子供とお菓子を作ったり遊んだりしたい．働きたい．

既往歴

・肺炎（5 歳）

・過多月経（27 歳から）

・肺炎（30 歳）

・卵巣嚢腫手術（32 歳）

・帯状疱疹（32 歳）

薬剤歴 ジエノゲスト（ディナゲスト®，子宮内膜症治療薬），鉄剤

生活歴 アルコール：なし，たばこ：なし，仕事：幼稚園教諭（10 か月前に辞めた），趣味：釣り，ランニング，子供と鬼ごっこ

アレルギー アジスロマイシン（ジスロマック®）とセフカペン ピボキシル（フロモックス®）で皮疹，下痢，嘔吐

身体所見 意識清明

バイタルサイン：体温 37.2℃，血圧 102/68mmHg（血圧はやや低い），心拍数 68/ 分，呼吸数 18/ 分

うつ病を疑う身体症状には，食欲低下，不眠，倦怠感，めまい，頭痛，口渇，肩こり，動悸，便秘や下痢がある．倦怠感とめまい，頭痛は今回の症状にあてはまる．

「2 項目スクリーン（Two-Question Screen）」がうつ病のスクリーニングとして優れている（感度 92%，特異度 68%）[1]．

Keyword 2 項目スクリーン

2 項目スクリーンは，以下の質問を行う．

①過去 1 か月間で，気持ちが落ち込んだり，憂鬱な気分，絶望的な気分になったりしましたか

②過去 1 か月間で，しばしば小さなことに悩まされたり，何をしても楽しくないと感じたりしますか

2 項目スクリーンの結果，うつ病ではなさそうだ．家事をしたいという意欲はあるが，疲れがひどくできないという．大好きなお菓子作りを子供たちとしたいけど体が動かないようである．

次に考えたのが，慢性的な疲労感，発熱，腹痛，嘔気，関節痛，めまい，濃い味のものが食べたくなる（塩分を好む）は，副腎不全を示唆する症状である．ここで，ホルモン分泌について，おさらいする．

Keyword ホルモン分泌[2)]

視床下部，下垂体，副腎でのホルモン分泌を図6-1に示す．

図6-1 視床下部，下垂体，副腎でのホルモン分泌[2)]

ITT：insulin torerance test インスリン低血糖刺激試験

CRH：corticotropin-releasing hormone 副腎皮質刺激ホルモン放出ホルモン（視床下部から分泌）

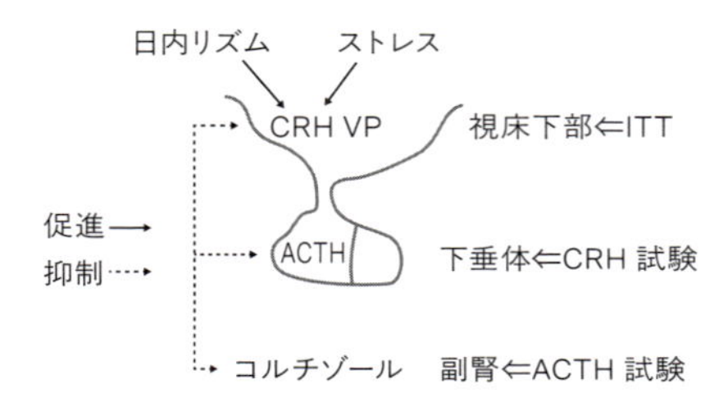

身体所見 （続き）

眼瞼結膜：蒼白（－）黄染（－）
頸部：甲状腺腫大／圧痛（－）頸部リンパ節触知（－）
胸部：心雑音（－）呼吸音 清
四肢：浮腫（－）チアノーゼ（－），肩や体幹に圧痛（－）

身体診察では異常を認めなかった．

血液検査

WBC：6,200/μL	Hb：14.3g/dL
Ht：42.7%	Plt：21.2万/μL
MCV：89.1fL	MCHC：33.5g/dL
AST：15IU/L	
ALT：14IU/L	
ALP：50IU/L IFCC（38-113）	γGTP：20IU/L
BUN：10.6mg/dL	Cr：0.53mg/dL
Na：142mmol/L	K：4.4mmol/L
Cl：104mmol/L	CRP：0.05mg/dL

血糖：99mg/dL	HbA1c：5.4%
TSH：2.52 μU/mL（0.61-4.23）	FT4：0.98ng/dL（0.70-1.48）

細菌感染症を疑う炎症反応（WBC や CRP）の上昇はない．肝機能や腎機能に異常はなく電解質も正常だ．甲状腺機能低下症もうつ症状を呈することがあるが，甲状腺機能に異常を認めない．

なお，副腎不全を確認する検査である Rapid ACTH 検査はすでに行われていた．Rapid ACTH 検査は，コートロシン®（合成 ACTH）250 μg を静注し 30 分後と 60 分後の血清コルチゾールを測定する．

Rapid ACTH 検査の結果　コートロシン®（合成 ACTH）250 μg を静注後

	前	30 分	60 分
コルチゾール（μg/dL）	4.09	20.0	22.8

ここで，副腎不全の診断アルゴリズムを解説する．

Keyword　副腎不全の診断アルゴリズム

図 6-2 （☞ 60 頁）に診断アルゴリズムを示す．30 分後または 60 分後のピークのコルチゾール値が 18 μg/dL を超えていれば，副腎不全は除外される．

DHEA サルフェート（副腎性男性ホルモン）は副腎皮質から分泌される．副腎不全では低下することがあるが，162（基準値 58-327）μg/dL と基準値内にあった．

そこで，内分泌科医に相談したが，副腎不全と診断ができないので，さらなる検査として CRH 負荷試験とインスリン低血糖刺激試験（insulin tolerance test：ITT）を行うこととなった．

Keyword　CRH 負荷試験

合成 CRH を静注し，表 6-1 （☞ 60 頁）の基準を満たせば反応ありと考える[2)]．

図6-2　副腎不全の診断アルゴリズム[3]

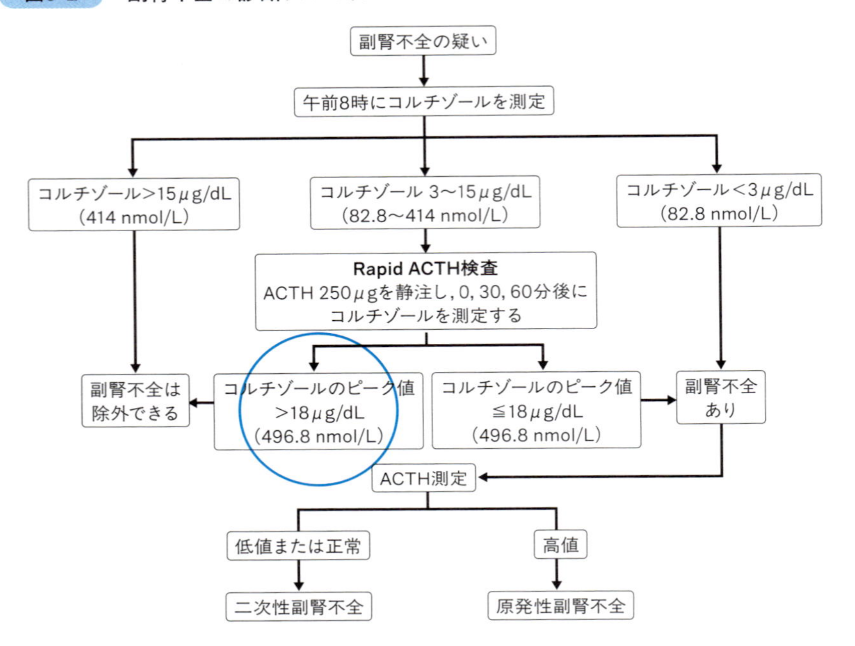

表6-1　CRH負荷試験の基準

基準	本症例の結果
ACTH およびコルチゾールのピーク値≧前値の 1.5 倍	○
ACTH ピーク値≧ 30pg/mL	×
コルチゾールピーク値≧ 15μg/mL	○

上記ならば反応あり

CRH負荷試験の結果

	前	30分	60分	90分
ACTH(pg/mL)	8.9	8.2	26.5	15.9
コルチゾール(μg/dL)	1.96	16.1	14.3	10.0

Keyword　**インスリン低血糖刺激試験（ITT）**

インスリン（ヒューマリン®R 5単位）を静注し，ストレスを与えてACTHとコルチゾールの反応を見る．表6-2 の基準を満たせば反応ありと考える[3]．

表6-2 ITTの基準

基準	本症例の結果
ACTH およびコルチゾールのピーク値≧前値の 1.5 倍	○
ACTH ピーク値≧ 50pg/mL	×
コルチゾールピーク値≧ 20μg/mL	×

上記ならば反応あり

インスリン低血糖刺激試験（ITT）の結果

	前	30 分	45 分	90 分
ACTH(pg/mL)	11.3	12.2	29.6	7.5
コルチゾール(μg/dL)	10.3	9.11	16.2	9.51

CRH 負荷試験とインスリン低血糖刺激試験の結果は，基準を満たす反応があった項目もあったが，刺激に対する ACTH の分泌は両方の試験で不良だった．

画像検査として下垂体 MRI 検査（図 6-3）を施行した．

図6-3 下垂体 MRI

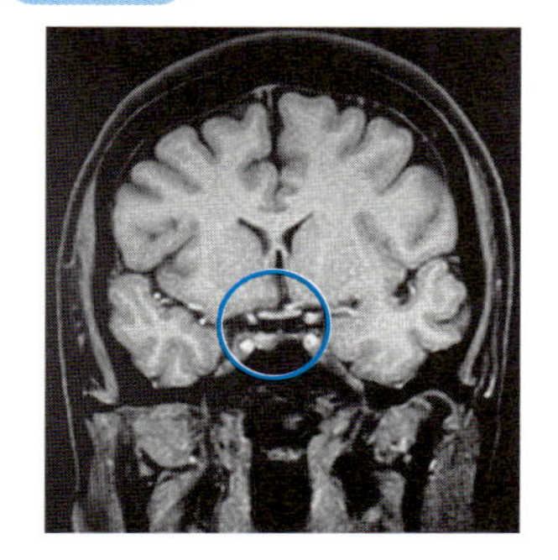

放射線科医による所見

- 下垂体前葉に左右差があり，左側が萎縮して瘢痕状に観察される．
  過去に出血のエピソードがあれば，Sheehan 症候群などが疑われる．
- しかし，右側の部分に micro adenoma が存在する可能性も否定はできない．

これより，患者に出産時のエピソードを詳しく聞く必要があると考えた．患者にメールで出産時の状況を教えてもらった．

患者の心をつかむポイント

- 診断に長い時間がかかることや，最終診断ができないこともある．正しい診断をつけることは大切だが，症状をよくすることの方が重要である．
- 検査に異常がないと疾患はないように錯覚するが，患者の訴えがある以上，何らかの原因がある．患者の苦悩に寄り添う姿勢が大切である．

患者からのメール

3人目出産の翌日，病棟でベッドから自力で立ち上がるとき，床一面に広がるひどい出血があり，大量のガーゼを詰める処置をしていただきました．○○大学の担当医からは「産後，子宮内に溜まっていた血液だと思う」と言われました．翌日は貧血症状があり車椅子を使ってNICUへ通っていました．

3人目母乳での育児を始めて半年もすると，ピタリと母乳が止まってしまいました．また，産後から異常なほどの疲れやすさを感じています．その頃，帯状疱疹にもなりました．

また，母子手帳に出産時の出血量の記載があった．

出産時出血量

1人目，出血量285mL（中量）

2人目，出血量230mL（中量）

3人目，出血量未記入

考察

出産時のエピソードを考慮すると，出産時の大量出血によりSheehan症候群を起こし，下垂体機能低下症を起こした可能性がある．症状は慢性副腎不全に矛盾しない．

しかし，確定診断がつかない．2年前から徐々に症状は悪化し，最近は日常生活も送れなくなっている．温厚な夫婦であるが，焦りのため医療従事者に対する不信感も出てきた．

もう1つ考慮すべき疾患に，MUS（medically unexplained symptoms）がある．

医学的に説明困難な身体症状を訴える．プライマリ・ケア医を訪れる外来患者の15-30%[4]がMUSだと考えられている．機能性身体症候群（functional somatic syndrome：FSS，例：過敏性腸症候群，機能性ディスペプシア，線維筋痛症）と身体症状症（somatic symptom disorder：SSD）を包括する概念である[5]．

『MKSAP19』によれば，MUSとは十分な医学的検査を行っても，原因が明らかにならない症状で，原因不明の症状が少なくとも1つある患者の有病率は40-49%である．また「中枢性感作」と呼ばれる，強い刺激とは思えない痛みなどの感覚が中枢で感作され増幅され認識される．中枢感作性症候群にはMUS，線維筋痛症，過敏性腸症候群，片頭痛，慢性疲労症候群，顎関節症，不眠症，むずむず脚症候群，化学物質過敏症，うつ病，パニック障害が含まれる[6]．

よくある症状は倦怠感，頭痛，腹痛，筋骨格痛（腰痛，筋肉痛，関節痛），めまい，麻痺，全身の脱力感，一過性浮腫，不眠，呼吸困難，胸痛，慢性顔面痛，慢性骨盤痛，化学物質への感受性亢進である[6]．各症状に関連する徹底的な病歴聴取と身体診察が必要である．臨床検査およびX線検査は，病歴および身体診察に関する所見に基づいて行われるべきである．専門医への紹介は慎重にしなければならない．

一方，慢性副腎不全を疑う症状と所見には，次のものがある[7,8]．

- 倦怠感&活動性低下
- 体重減少
- 筋肉痛，関節痛
- 発熱
- 色素沈着（ACTH過剰），蒼白（ACTH欠乏）
- 腋窩や外陰部の毛が乏しい
- 起立性低血圧
- 正球性正色素性貧血，リンパ球↑ 好酸球↑
- 低血糖
- 低ナトリウム血症（80%），高カリウム血症（40%）

患者の症状がよくないため，診断的治療として慢性副腎不全の治療薬コートリル® 10mg　1日2回（朝，昼）を処方することとした．

症状が劇的によくなれば副腎不全だろうと推定することができる．2週間後の再診時に症状が全く変わっていなければ，MUSを含めた精神疾患を考慮すべきである．

その後の経過

コートリル® 20mg/ 日内服開始後は倦怠感を含め多くの症状が劇的に改善し，徐々に普通の生活を送ることができるようになった．

クリスマスが近づいた6か月後，子供さんと一緒に楽しい時間を過ごすことができているのか心配になり，メールで近況をお聞きした．

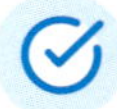

患者さんの声

先生たちがあきらめずに診てくださり，コートリル®を処方してくださったおかげで，今ではほぼ日常の生活ができるまでになりました．
2週間ほど前から，週3回で4時間程度の調理のパートにも出るようになり，慣れるまで出勤日はコートリル® 2倍量で過ごしています．
今年は家族で素敵なクリスマスが迎えられそうです．ケーキももちろん子供たちと作ります．本当にありがとうございます！
先生たちにも素敵なクリスマスが訪れますように．

最終診断｜副腎不全

Keyword　副腎不全

副腎不全が本当に存在するのか迷う症例に，今までたくさん出合ってきた．正常と副腎不全という病気の間には広いグレーゾーンがあるように感じている[9]．原発性副腎不全の多くは自己免疫疾患だ．何年もかけてゆっくり病気は進行し，副腎皮質ホルモンの分泌が徐々に減ってくる．図6-4のようなイメージを描いている．ストレスが少なければ，日常生活は普通に送れる．しかし肺炎などの感染症になると，副腎皮質ホルモンが十分に分泌されないのでクラッシュする．

図6-4 自己免疫疾患による副腎不全のイメージ[9)]

a 感染症合併時も十分，副腎皮質ホルモンは分泌される．

b 日常生活には問題ないが，感染症を起こすと急性副腎不全に陥り，救急室に搬送される．

c 日常生活でも副腎不全の症状が出る．

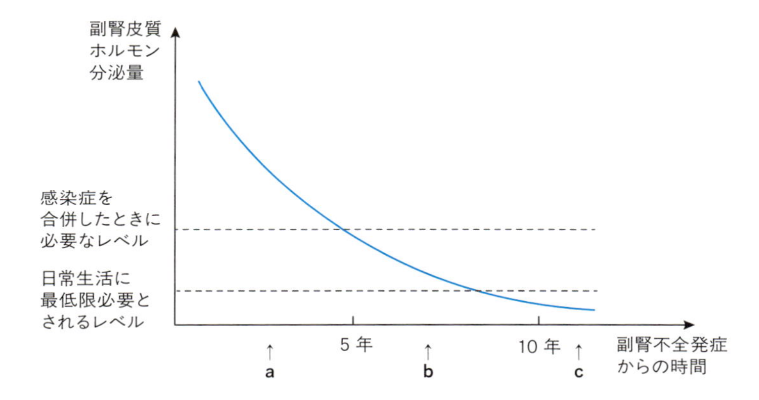

参考文献

1) Tsoi KK, et al. Comparison of diagnostic performance of Two-Question Screen and 15 depression screening instruments for older adults: systematic review and meta-analysis. Br J Psychiatry 2017; 210: 255-260.

2) Chick D, Chick, et al. Adrenal Hormone Deficiency. ACP MKSAP19 Endocrinology and Metabolism. pp41-43.

3) 蔭山和則, 他. CRH負荷, ACTH負荷試験の診断的有用性. 日本内科学会雑誌 2008; 97: 743-746.

4) Kirmayer LJ, et al. Explaining medically unexplained symptoms. Can J Psychiatry 2004; 49: 663-672.

5) 加藤光樹. 総合診療の視点で視る不定愁訴. 日本医事新報社. 2020; pp2-14.

6) Chick D, et al. ACP MKSAP19 General Internal Medicine 1. Medically Unexplained Symptoms 2021; pp34-35.

7) Arlt W. Adrenal insufficiency. Harrison's Principles of Internal Medicine 21th ed. 2022; pp2970-2973.

8) Rushworth RL. Adrenal crisis. N Engl J Med 2019; 381: 852-861.

9) 山中克郎. 副腎不全. 診断のゲシュタルトとデギュスタシオン. 金芳堂. 2013; pp212-215.

7 発熱時の倦怠感と頭痛

はじめに

不明熱の定義は様々だが，患者が発熱を生じており，それにより医療機関受診を要する状況で，医療従事者が熱源を判断できない状況が続けば，それは「不明熱」として矛盾しないだろう．

52歳の男性が3週間続く発熱と倦怠感のため，近くの総合病院に5回外来受診したが原因が不明であり，当院の総合診療外来に紹介受診となった．

CASE FILE 52歳男性

主訴 倦怠感

現病歴 3週前から倦怠感を感じるようになり，翌日から体熱感と節々の痛みを生じるようになった．発熱は夕方に38～39℃になり，有熱時は頭痛，全身関節痛で体動が困難であった．近医クリニックに受診しCOVID-19 PCR検査は陰性であり，症状が持続するため，2週前に近医総合病院を受診した．血液検査を行うも白血球，CRPの上昇はなく，臓器障害は認めなかった．症状が持続するため外来で精査が行われたが，血液検査で抗核抗体，ANCA，免疫電気泳動，補体などに異常なく，体幹部造影CTで特記異常所見を認めず，当院総合診療外来に紹介受診となった．

ROS（review of systems）＋：発熱時の倦怠感・節々の痛み（関節痛，筋肉痛）・頭痛

ROS －：咳嗽，鼻汁，咽頭痛，嘔吐，腹痛，下痢

海外・県外・野山への移動なし，土いじりなし，直近の性交渉なし．

既往歴 幼少期にアトピー性皮膚炎．

薬剤歴 皮膚の痒みを感じると抗ヒスタミン薬を内服．

生活歴 アルコール：機会飲酒，たばこ：ex-smoker（元喫煙者）20～35歳1～10本/日，職業：車の部品の製造業，アレルギー：なし，趣味：なし，生活：5人暮らし（長男13歳，長女9歳，妻，義母），ペット：なし（実家

に猫がいるが最後に触れ合ったのは 6 か月前）

身体所見　身長 171cm，体重 56kg

バイタルサイン：血圧 119/87mmHg，心拍数 102/ 分，呼吸数 18/ 分，SpO_2 94%（室内気）

頭頸部：眼瞼結膜蒼白・点状出血なし，副鼻腔叩打痛なし，項部硬直なし，頸部リンパ節腫大なし，甲状腺圧痛なし．

胸部：心雑音なし，呼吸音清．

腹部：平坦軟，圧痛なし，季肋部叩打痛なし，腎把握痛なし．

背部：脊柱叩打痛なし，肋骨脊柱角（costovertebral angle：CVA）叩打痛なし．

皮膚：皮疹なし，アトピー目立たない．四肢：浮腫なし，白癬なし．

検査結果

WBC：4,840 μL	Hb：12.9g/dL
Plt：24.6 万 / μL	

血沈（60 分値）9.0mm	TP：7.2g/dL
Alb：4.3g/dL	BUN：19.0mg/dL
Cr：0.79mg/dL	血糖：124mg/dL
AST：14IU/L	ALT：18IU/L
ALP：41IU/L	Na：133mmol/L
K：4.9mmol/L	CRP：0.01mg/dL

TSH：0.6740 μU/mL

サイトメガロウイルス　IgM（CMVIgM 抗体）：（−）

サイトメガロウイルス　IgG（CMVIgG 抗体）：（＋）

EB ウイルス抗 VCA IgM：（−）　EB ウイルス抗 VCA IgG：（＋−）

EB ウイルス抗 EBNA：（＋）

IGRA（インターフェロンγ遊離試験）：（−）

HBs 抗原定量：（−）　HCV 抗体：（−）　HIVAg/Ab：（−）

梅毒定量 RPR 法：1 未満

可溶性 IL-2 レセプター（sIL-2R）：264U/mL

IgG：1,409mg/dL　IgA：297mg/dL　IgM：95mg/dL

抗核抗体（ANA）40未満

尿定性

蛋白：＋－　潜血：－　白血球：－

沈渣（染色）

赤血球：1-4HPF　白血球：1-4HPF

硝子円柱：（1＋）　上皮円柱：（1＋）

3週間経過の不明熱患者，各種検査では軽度の低ナトリウム（Na）血症以外には有意な異常所見がないように思える．

紙面の都合で不明熱患者の診療について，総論的に述べることができないが，2022年のThe New England Journal of Medicine（NEJM）のレビューなどを参照されたい[1)]．

一般的な患者からの病歴，ROSの後に，患者の日常生活の様子や変化を患者と妻に確認したところ，妻より，日常生活の中でトイレに時間がかかるようになったとのこと．深掘りすると，倦怠感によるものに加えて，蓄尿感自体を感じづらく，尿の出づらさも生じているとのことであった．エコー検査で尿閉を認め，前立腺はわずかに肥大していた．これは何を意味するだろうか．

筆者が不明熱診療について，重要と考えている点について述べる．最も重要なものは「病歴」であることは間違いない．特に大切な点を2つ挙げる．

まず最初に，症状はいつから始まったか，病歴に不明な点はないかということである．患者が自発的に語る病歴は重要だが，患者の解釈が入っており，患者は重要かそうでないかを無意識的に選り分けている．ROSで網羅的に問診をすることは大切であるが，本症例のように排尿障害のような聞き方では患者は認識していないことが多い．筆者が意識している点は，患者のこれまでの日常生活，趣味，仕事などを踏まえ，それがいつまで，これまで通りに行うことができていたか，できなくなったとすれば，どういうふうに障害が生じたかを詳細に把握することである．「病歴は再現ビデオを作れるくらい詳細に」というのは言い得て妙である．

上司から教わったことであるが，不明熱では，もう1点意識しておくべきことがある．それはなるべく“早い”段階で網羅的な病歴をとることである．不明熱は出合ったときは，すでに数週経過していることも多く，患者の記憶は徐々に薄れていく．読者の皆さんも3週間前の生活を鮮明に思い出せる人は少ないだろう．記憶が少しでも新鮮なうちに，病歴を聴取するのがポイントである．また，不明熱の中には感染性心内膜炎や髄膜炎など，進行すると意識障害を起こす疾患もあり，病歴聴取が不可能になることがある．明日同じように病歴聴取ができる保証はないのである．

中年男性は前立腺肥大症による排尿障害が一般的であるため，発熱と一元的に結びつけることは尚早かもしれない．ただし本症例は，発熱時に間欠的な頭痛を生じており，血液検査では炎症反応が陰性であったことから，髄膜炎，特に無菌性髄膜炎を生じていると考えた．無菌性髄膜炎は髄膜炎–尿閉症候群▶（meningitis retention syndrome：MRS）として，尿閉との関連が知られている．

▶Keyword 髄膜炎–尿閉症候群

無菌性髄膜炎に尿閉を伴う一群の総称を meningitis retention syndrome（MRS）という．

鑑別としては以下のような疾患群が挙げられる[2)]．

- Elsberg 症候群（狭義の MRS）：単純ヘルペスウイルス 2 型（herpes simplex virus type 2：HSV-2）感染による腰仙髄領域の神経根炎
- 脊髄炎
- 急性散在性脳脊髄炎（acute disseminated encephalomyelitis：ADEM）
- その他の自己免疫性脳脊髄炎

無菌性髄膜炎が，不明熱様の経過を辿ることに違和感を抱く読者も多いかもしれないが，内科外来での不明熱という観点からは一定数遭遇する．南多摩病院総合内科・膠原病内科部長の國松淳和先生が書かれている『不明熱診療マニュアル』[3)]では，無菌性髄膜炎による不明熱について，表 7-1（☞70 頁）のようにポイントがまとめられている．様々な原因があるが，高熱だが炎症反応が陰性になることや尿閉症状などの特徴的な所見を把握しつつ，迷ったら腰椎穿刺をすることが重要である．施設での閾値や手技的な問題もあるかもしれないが，不明熱の一定数は腰椎穿刺をしないと，先に進めないことは肝に銘じてほしい．

表7-1 無菌性髄膜炎が不明熱となりうるシナリオ

①頭痛の訴え，髄膜刺激徴候に乏しい：
頭痛既往あり，鎮痛薬使用あり，症状を訴えられないなど
②他の臓器の炎症を示唆する所見があり紛らわしい：
排尿障害，もともとの患者因子や軽度意識障害による非特異的訴え
③専門家に「髄膜炎らしくない」と言われ髄液検査を行えていない
④髄液検査ができない(禁忌，患者同意など)

(文献3より改変・作成)

腰椎穿刺をしたところ，表7-2のように単核球優位の細胞数，蛋白増加，糖の低下を認めた．本症例は糖の低下も認めているため，細菌や真菌による感染症も考慮しなければならない．無菌性髄膜炎診療でまず注意すべきは，ウイルス性で思考が止まらないことである．実臨床では明らかな細菌性髄膜炎か，それ以外の無菌性髄膜炎（培養陰性細菌性髄膜炎含む）に分けて考えるのがよい．細菌性髄膜炎は感染症エマージェンシーとして重要であるが，対応はある程度，型が決まっている．一方，無菌性髄膜炎▶は鑑別すべき疾患が膨大で，病歴・診察・検査所見から総合的にマネジメント▶していく必要があり，筆者としては内科診療能力が最も試される病態の一つであると認識している．本症例は，以下に挙げたような検査を提出しつつ，抗菌薬セフトリアキソン，抗ウイルス薬アシクロビルを開始し，画像検査の計画を立てた．

表7-2 検査結果1

髄液細胞数	239個/μL
髄液 単核球	238個/μL
髄液 多核球	1個/μL
髄液 Glu	51mg/dL
髄液グラム染色	陰性

▶Keyword 無菌性髄膜炎のマネジメント

表7-3のように鑑別は広範である[4]．患者背景や臨床状況により，どの程度まで検索を行うかは悩ましいことが多い．本邦で無菌性髄膜炎診療を行うにあたり，common な疾患，または重要な疾患を太字とした．

表7-3 無菌性髄膜炎の鑑別

ウイルス	アデノ，パルボ，コクサッキー A/B，サイトメガロ，エコー，ピコナ，EB，単純ヘルペス 1/2，HHV6，ヒトパレコ，HIV，インフルエンザ A/B，リンパ球性脈絡髄膜炎，麻疹，風疹，ムンプス，パラインフルエンザ，ポリオ，ロタ，トスカーナ，帯状疱疹
細菌	アクチノマイセス，ライム病，回帰熱，ブルセラ，クラミジア，レプトスピラ，結核，マイコプラズマ，ノカルジア，リケッチア，鼠咬傷，梅毒，ウレアプラズマ，硬膜外膿瘍，先行抗菌薬投与のある細菌性髄膜炎，感染性心内膜炎
真菌	アスペルギルス，ブラストミセス，カンジダ，コクシジオイデス，**クリプトコッカス，**ヒストプラズマ，スポロトリコーシス
寄生虫	広東住血線虫，有鉤条虫，トキソプラズマ，旋毛虫
薬	抗 CD3 抗体薬，アザチオプリン，NSAIDs（特にイブプロフェン），フェナゾピリジン，ST 合剤
腫瘍	白血病，悪性リンパ腫，転移性脳腫瘍，がん性髄膜炎
自己免疫	**ベーチェット病，**サルコイドーシス，**SLE，**フォークト–小柳–原田病
その他	類表皮嚢胞，ワクチン接種後

（文献 4 を参考に作成）

また，画像検査としては，頭部単純 MRI，全脊髄単純 MRI を撮像したが，明らかな異常信号は呈していなかった．治療を開始して 1 週間経ったが，1 週の経過で発熱と倦怠感の改善は認めなかった．

外注検査の結果を 表7-4 に示す．各種培養検査，髄液細胞診は陰性であった．

表7-4 検査結果 2

血液検査	アンジオテンシン I 転換酵素	7.2U/L
	β –D– グルカン	1.0pg/mL
	クリプトコックスネオフォルマンス抗原	陰性
髄液検査	髄液総蛋白（TP）	106.0mg/dL
	アデノシンデアミナーゼ（ADA）	10.9IU/L
	単純ヘルペスウイルス PCR	陰性
	クリプトコックスネオフォルマンス抗原	陰性
	IgG index	0.30
	オリゴクローナルバンド	陰性

ここで注目したいのは，アデノシンデアミナーゼ（adenosine deaminase：ADA）である．髄液 ADA はカットオフを 10 以上とすると，結核性髄膜炎に対して特異度 91%，LR ＋ 6.28 と診断精度は高い[5]．他に原因の判明していない，改善しない無菌性髄膜炎に対しては，髄液 ADA を根拠に結核性髄膜炎の診断的治療をすすめる専門家もいる．一方，悪性リンパ腫をはじめとする腫瘍性疾患や一部の自己免疫性疾患でも上昇することは知られている．

本症例は結核曝露歴がなく，末梢血 IGRA 陰性，肺陰影なしから検査前確率は低く，髄液 ADA だけでの診断的治療とせず，他の疾患を検討した．尿閉と髄液糖低下を伴う無菌性髄膜炎で ADA 高値を伴うものを調べると，近年報告が増えている GFAP（glial fibrillary acidic protein）アストロサイトパチーが鑑別として考えられた．頭部造影 MRI を追加で撮像し，一見正常に思われたが，その目で見ると GFAP アストロサイトパチーに特徴的な perivascular enhancement を認めた（図 7-1）．「GFAP アストロサイトパチー＞結核性髄膜炎」と考え，大学病院神経内科に相談し，翌日転院となった．

図7-1　検査結果 3

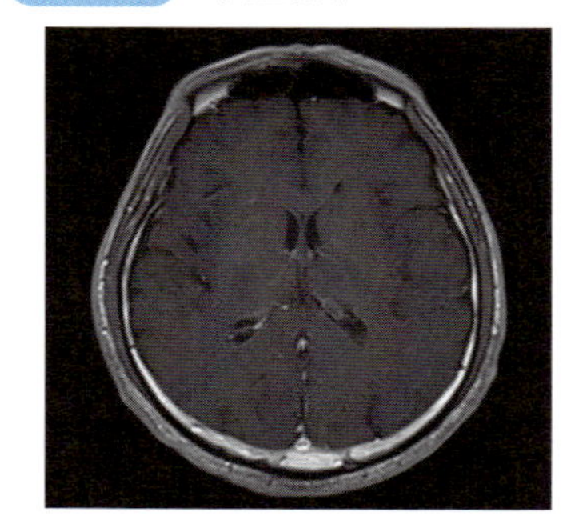

考察

不明熱の検索の中で，簡潔的な頭痛，CRP 陰性▶，尿閉などから，無菌性髄膜炎の診断に至った．

▶Keyword　CRP 陰性の発熱

炎症の鋭敏なマーカーである CRP が高熱を持続しているにもかかわらず正常である場合，鑑別は以下のように絞られる[6,7]．

- 無菌性髄膜（脳）炎

- 全身性エリテマトーデス（SLE）
- 免疫抑制〔特に抗IL-6モノクローナル抗体（トシリズマブ）使用患者など〕
- 潜在性静脈血栓塞栓症（venous thromboembolism：VTE）
- 高体温症〔熱中症，機能性高体温，代謝異常（甲状腺機能亢進やアドレナリン分泌亢進）など〕

無菌性髄膜炎の原因としては，髄液糖低下，ADA高値などから結核性髄膜炎やGFAP（glial fibrillary acidic protein）アストロサイトパチー▶が鑑別として挙がった．GFAPアストロサイトパチーは結核性髄膜炎のmimickerとして近年注目されている自己免疫性髄膜脳炎である[8-10]．

▶Keyword　GFAPアストロサイトパチー

- 2016年に米国で初めて報告された自己免疫性髄膜脳炎・髄膜脳脊髄炎[11]．
- 本邦では2019年に初めて14名の患者を岐阜大学が報告し，2022年12月時点で岐阜大学だけで180名の患者を同定されている．有病率は0.6人/10万人，年間平均発症率は0.03人/10万人とNMDAR抗体陽性数とほぼ同数であると言われている[12]．
- 臨床的な特徴を表7-5（☞74頁）に示す[12]．
- 単核球優位の細胞数上昇＋糖低下＋ADA上昇などから，結核性髄膜炎のmimickerとしての報告が相次いでいる（結核治療でステロイドも併用するため，GFAPアストロサイトパチーも改善する場合があるため，見逃されている可能性ある）．
- 本邦では岐阜大学脳神経内科からの報告が多く，近年出版された今回引用した総説[12]も非常にまとまっており，興味がある読者には一読をお勧めする．
- ただし，本症例のような不明熱の病歴，脳炎症状のないパターンは典型的ではないことには注意いただきたい．

その後の経過

神経内科，感染症科の協議の上，GFAPアストロサイトパチーを筆頭鑑別として抗結核薬は使用せず，mPSLパルス→PSL後療法の治療が行われた．治療は奏効し患者は退院し，社会生活に復帰することができた．髄液抗酸菌培養は陰性であり，結核を示唆する所見はその後も生じていない．治療開始1か月後，抗体GFAP α 抗体が陽性と判明し，確定診断となった．

後日，患者・家族が当方外来に元気な姿で訪ねて来て，以下のようにありがたいお言葉をいただいた．

表7-5 GFAP アストロサイトパチーの特徴[12)]

症状 n = 109	割合
運動障害	83%
失調	48%
振戦	41%
ミオクローヌス	34%
意識障害	74%
排尿障害	72%
発熱	67%
髄膜刺激徴候	63%
錐体路徴候	59%
頭痛	50%
乳頭浮腫 n = 47	45%
精神・行動障害	44%
認知機能障害	44%
脱力	32%

髄液異常 n = 108	割合・実数
細胞数増多(> 5/μL)	98%
細胞数(/μL)	79(4-472)
蛋白増加(> 50mg/dL)	99%
蛋白	135(30-824)
オリゴクローナルバンド n = 77	70%
IgG index n = 80	0.68(0.03-3.94)
ADA(IU/L) n = 69	12.6(2-62)

血液検査異常 n = 108	割合
低 Na 血症(< 135mEq/L)	69%

患者さんの声

今回，他のいろいろな病院で原因がわからなくて途方に暮れていたところで，この病院に来ることができてよかったです．先生が，今回の病気の経過を時間を割いて細かく聞いてくれる姿勢，今後の見通しを丁寧に話してくださる姿勢に，診断がつく前から安心できました．

患者の心をつかむポイント

不明熱の原因が無菌性髄膜炎という目星はついたが，原因が判然とせず，治療経過も芳しくない状況が続いた．不明熱は医療従事者だけでなく，患者の不安も大きい．正しい診断・治療につながるまでに時間がかかるのは仕方ないことだが，どのように対応するかが，不明熱診療の肝といえる．筆者は実際に不明熱患者を入院で診たとき，診断に難渋する中で家族から不信感を抱かれたことがあり，上司から以下のことを教わった．

検査の結果が出るたびに「原因が判明しないので，次にこの検査を行う，この治療を試してみる」という説明を行うと，患者も先が見えない不安を感じる．不明熱診療では，今後の長期的な診療戦略（どういった疾患が想起され，検査をどのような順で行っていくか，全て結果が陰性の場合，最終的にどういった対応を考えているかなど）を患者・家族と共有することが重要である．

本症例では，無菌性髄膜炎が判明した段階から，細菌，ウイルス，真菌，寄生虫，薬剤，腫瘍，自己免疫など原因が多彩であること，髄液検査の結果を待ちつつ画像検査を順に行うこと，経過によっては診断がついていない状況で抗結核薬やステロイド治療を行う可能性があること，検査が全て陰性の場合は診断的治療やより専門的な検査のため高次医療機関への転院の可能性があることなど，今後のプランを詳細に伝えた．それにより，患者・家族も一つ一つ順を追うような形で病状説明の理解ができ，不安な気持ちを軽減できたと考えている．

不明熱診療は適切に診断をつけることが重要であるのは間違いないが，診断がついていない状況での患者・家族との信頼を維持することは，それ以上に重要で難しい．

最終診断　GFAP アストロサイトパチー（抗 GFAP α抗体陽性）

今回伝えたかった本質はGFAP アストロサイトパチーを知ってもらうことではない．内科医として common だが難しい無菌性髄膜炎について，不明熱という入口から解説をし，読者の皆さんの今後の診療の一助になればと思う．不明熱診療で最も重要なことは，病歴聴取と患者・家族との信頼を維持すること，そのことだけでも覚えておいてもらえると幸いである．

参考文献

1) Haidar G, et al. Fever of unknown origin. N Engl J Med 2022; 386: 463-477.
2) 榊原隆次, 他. 髄膜炎－尿閉症候群：不全型を含めて. 自律神経 2021; 58: 299-304.
3) 國松淳和. 不明熱・不明炎症レジデントマニュアル. 医学書院. 2020.
4) Connolly KJ, et al. The acute aseptic meningitis syndrome. Infect Dis Clin North Am 1990; 4: 599-622.
5) Pormohammad A, et al. Diagnostic test accuracy of adenosine deaminase for tuberculous meningitis: A systematic review and meta-analysis. J Infect 2017; 74: 545-554.
6) Takahashi H, et al. Fever of unknown origin with normal inflammatory markers due to latent pulmonary embolism and deep vein thrombosis: A case report. Cureus 2023; 15: e42850.
7) 國松淳和. 機能性高体温症の臨床. Jpn J Psychosom Med 2020; 60: 227-233.
8) Someko H, et al. Autoimmune glial fibrillar acidic protein astrocytopathy mimicking tuberculous meningitis. BMJ Case Rep 2022; 15: e252518.
9) Nakamura S, et al. Self-remitting elevation of adenosine deaminase levels in the cerebrospinal fluid with autoimmune glial fibrillary acidic protein astrocytopathy: A case report and review of the literature. Intern Med 2021; 60: 3031-3036.
10) Quek AM, et al. Autoimmune glial fibrillary acidic protein astrocytopathy masquerading as tuberculosis of the central nervous system: a case series. Int J Infect Dis 2022: 124: 164-167.
11) Fang B, et al. Autoimmune glial fibrillary acidic protein astrocytopathy: A novel meningoencephalomyelitis. JAMA Neurol 2016; 73: 1297-1307.
12) 木村暁夫. 自己免疫性GFAPアストロサイトパチーの病態と臨床的特徴. 神経治療 2023; 40: 377-384.

8 39℃の発熱と頭痛

はじめに

感染性腸炎で外来受診する人は多い．業務が立て込んでいるときには「たかが腸炎くらいで受診するなんて」と思ってしまうこともあるかもしれないが，忙しいときこそ平静の心を忘れてはならない．腸炎診療にはピットフォールも隠されている．また，common な疾患ほど掘り下げ甲斐のあるものだ．

CASE FILE ① 24歳男性

主訴 発熱，悪寒，節々の痛み

現病歴 受診当日昼過ぎより，悪寒と39℃の発熱，頭痛，節々の痛みあり．増悪傾向で，22時に救急外来を受診した．

既往症 なし

薬剤歴 常用薬なし

元気な若者が夜の救急外来を受診することは珍しい．個人的な経験から，10〜20代の若者が夜に発熱を主訴に救急外来を受診したときは，カンピロバクター腸炎と伝染性単核球症を考えるようにしている．

身体所見 意識清明

バイタルサイン：体温39.1℃，血圧125/72mmHg，心拍数108/分，呼吸数22/分，SpO_2 98%（室内気）

項部：硬直なし

頸部：表在リンパ節腫脹なし

呼吸音：清で副雑音なし

腹部：圧痛なし．CVA叩打痛なし，皮疹なし，四肢関節に炎症所見なし．

発熱患者は，まず細菌感染症を念頭に感染臓器を探す．また当院で研修医が教わるルールの一つに「市中感染症の5＋1」がある．これは市中発症敗血症の感染臓器は，髄膜炎，肺炎，胆道感染症，尿路感染症，皮膚軟部組織感染症（市中感染症の5疾患）と感染性心内膜炎（infective endocarditis：IE）（市中感染症の1疾患）で約9割を占めるというものだ[1]．IEはまれだが，疑わないと診断できないので＋1に数えられる．これらを念頭に病歴聴取と身体診察を行うが，本症例は5＋1に該当する症状・所見がないようだ．

このような「5＋1が破られた」ときは，①頭頸部（副鼻腔，歯髄，乳突蜂巣），②骨関節，③生殖器に感染巣がないか，丁寧に診察する．若年男性でも前立腺炎は起こるので，直腸診は必須だ．個人的に直腸診をせずに「熱源不明」ということは許されないと思っている．しかし本症例では，①〜③のいずれにも感染巣はなさそうだった．

ここで鑑別に挙げるべきなのが，1つは溶連菌などによる「primary bacteremia」，もう1つが「カンピロバクター腸炎」である．細菌性腸炎の約半数を占める[2]．*Campylobacter jejuni*（まれに*coli*）による腸炎で，潜伏期間は1-7日（平均3日）で急性の腹痛，下痢を来たし，平均7日間で治る[3,4]が，約1/3の症例で，頭痛や関節痛，高熱といった前駆症状が1日（まれに2，3日）下痢に先行する[5]．この下痢が始まる前のphaseで受診すると診断が難しく，翌日下痢が始まって診断がつく場合があることから「one day FUO（1日だけの不明熱）」と呼ばれる（図8-1）．この束の間の不明熱を初診時から見抜くためには食歴がヒントとなる．

図8-1　カンピロバクターの症状経過

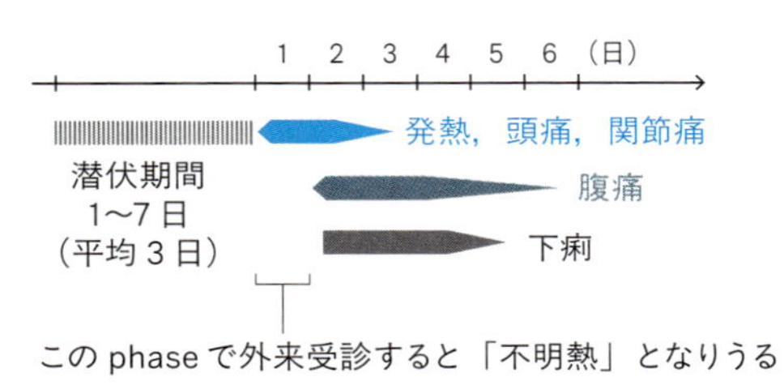

カンピロバクターは加熱不十分な食肉（特に鶏肉）から感染する．発症の1〜7日前に肉を食べていないか問診する．しかし，食肉の調理過程で二次汚染された食品（サラダなど）からも感染しうるので，疑わしい食品がなくても，「外食はありませんでしたか？」と聞くようにしている．

本症例も食歴を問診すると，2日前に焼肉を食べたとのことだった．血液培養は提出した上で，カンピロバクター腸炎の可能性があること，これから下痢が始まるかもしれないこと，下痢しても1週間以内に軽快することを説明し，アセトアミノフェンのみ処方して帰宅とした．

患者の心をつかむポイント

夜に救急受診する患者の不安は大きい．たとえ症状が変わらなくても，現時点での見立てや予想されるtime courseを示されるだけでも安心する．症状が悪化したときは，この先生にまた診てもらいたいという信頼を寄せる．「安心の処方」はどんなときも大事である．

翌々日，患者に電話をすると，「先生のおっしゃった通り，あれから下痢が始まりました．水分を摂って休んでいます．それにしても，なんで下痢するってわかったんですか？」とのことだった．

CASE FILE ② 54歳男性

主訴 発熱，下痢

現病歴 受診1時間前より頻回の水様下痢あり，23時に救急外来を受診した．

既往症 なし

薬剤歴 常用薬なし

生活歴 たばこ：current smoker 20本/日を20歳から，見た目やや sick．

身体所見 意識清明

バイタルサイン：体温37.5℃，血圧101/74mmHg，心拍数110/分，呼吸数24/分，SpO_2 98％（室内気）

下腹部を中心に軽度の圧痛あり．

CASE FILE ①と違って，既に下痢が始まっている．感染性腸炎でいいだろうか．ここで注意すべきは喫煙歴のある50代男性で，血管リスクがあること，下痢が始まって1時間で受診とhyperacute（超急性）の病歴であること，見た目がsickであること，血圧に比して心拍数が速くショックに至っている可能性があること，である．「重症感のある下痢」を見たときに想起すべき重症疾患を表8-1（☞80頁）にまとめた．

表8-1 見た目がsickな下痢を見たときに想起すべき重症疾患・病態

・腹部大動脈瘤破裂	
・トキシックショック症候群(toxic shock syndrome：TSS)	
・子宮外妊娠破裂	・レジオネラ感染症
・大動脈解離	・心筋梗塞
・アナフィラキシー	・甲状腺クリーゼ，副腎クリーゼ
・糖尿病性ケトアシドーシス	・その他のショック

腹部大動脈瘤破裂や子宮外妊娠破裂では，出血が直腸周囲に溜まることで直腸を刺激し下痢を来たす．大動脈解離や心筋梗塞では，交感神経が活性化された反動で副交感神経が優位になり，下痢を生じると考えている．

下痢で受診した人全員に，これらの疾患を想定した検査を提出するわけではないが，冷汗がある，呼吸数が速い，livedo（網状皮斑）が出ている，何となくそわそわしているなど重症感が漂うときは，腹部エコー，血液ガス分析，心電図などの検査を適切に行うべきで，この点は経験に裏打ちされたセンスが必要だと思う．いずれにせよ，重症感のある下痢は消化管「外」の疾患から考えるべきだ．

本症例では，心電図で虚血性変化がなく，血液ガス分析で血糖異常や代謝性アシドーシスを認めず，腹部エコーで腹部大動脈瘤や腹水を認めなかったが，下大静脈が虚脱していた．脱水と考え，血液培養を提出した上で，生理食塩水を全開投与したところ，800mL程度補液したところで心拍数が90前後まで落ち着き，だいぶ楽になったとのことだった．改めて病歴を聞いてみると，受診の3日前に焼き鳥を食べたとのことで，感染性腸炎を疑った．

感染性腸炎は以下のように，①毒素型（食品内で毒素産生），②感染毒素型（腸管内で増殖し毒素産生），③感染侵入型（原因菌が直接傷害）に分けると理解しやすい（表8-2）．

次に，臨床的に重要と思われることを列挙する．

- 一般論として，潜伏期間や回復に要する時間は「感染侵入型＞感染毒素型＞毒素型」であり，血便・腹痛・発熱は感染侵入型で見られやすい．
- 腸管出血性大腸菌（enterohemorrhagic escherichia coli：EHEC）は血便を来たすが，発熱を伴わない．
- 大まかに，「前日の加熱調理食品→ウェルシュ菌」「魚介類→腸炎ビブリオ，ノロウイルス」「肉類→サルモネラ，カンピロバクター，EHEC」と覚えておく．

表8-2　主要な起因菌による感染性腸炎

	起因菌	潜伏期間	主な原因食物	臨床症状			
				発熱	血便	腹痛	その他
毒素型	黄色ブドウ球菌	1～4時間	弁当，おにぎり	なし	なし	なし	嘔吐が主症状
	セレウス菌（嘔吐型）	1～5時間	米飯，スパゲティ	なし	なし	なし	
感染毒素型	セレウス菌（下痢型）	8～16時間	食肉製品，野菜，スープ	なし	なし	あり	下痢が主症状
	ウェルシュ菌	6～18時間	食肉調理食品，カレー	なし	なし	あり	食品の室温での放冷がリスク
	腸炎ビブリオ	6～24時間	海産魚介類	様々	様々	あり	夏場に多い
	毒素原性大腸菌（enterotoxigenic escherichia coli：ETEC）	12～72時間	海外の汚染された水・食品	様々	なし	あり	海外旅行者下痢症の原因
	腸管出血性大腸菌（enterohemorrhagic escherichia coli：EHEC）	3～5日	牛肉	なし	あり	あり	HUSを合併することあり
感染侵入型	サルモネラ	1～3日	卵，乳製品，肉類	あり	あり	あり	菌血症を合併することあり
	カンピロバクター	1～7日	鶏肉，肉類	あり	あり	あり	GBSを合併することあり
	エルシニア	3～7日	保菌動物の糞便で汚染された食物	あり	あり	あり	咽頭炎や関節炎，リンパ節炎を来たすことあり

HUS：溶血性尿毒症症候群（hemolytic uremic syndrome）
GBS：ギランバレー症候群（Guillain-Barré syndrome）

- カンピロバクター，サルモネラ，エルシニアは回盲部炎を起こしやすく，いわゆるpseudo-appendicitis（アッペもどき）の原因になる．この中でエルシニアは咽頭炎やリンパ節炎を合併しやすい．
- 上記3菌に加えて腸管出血性大腸菌（EHEC）や腸炎ビブリオは上行結腸炎を起こしやすい．

便培養の結果がわかるのは数日後だが，上記の知識があれば臨床情報から起因菌を推定できる．筆者が研修医のとき，感染性腸炎までしかアセスメントしていなかったところを，上級医が「おそらく腸炎ビブリオ」などと菌名までカルテ記載しているのを見て，「臨床の解像度が上がるとはこういうことか！」と感動したのを覚えている．

さて，本症例では鶏肉の摂食歴があり，カンピロバクター腸炎を疑った．便のグラム染色をしたところ，らせん状のグラム陰性桿菌を認めた．カンピロバクターの染色にはコツがある．便は健常者でも細菌がいるので，検体は薄く伸ばして染色しないと，観察しづらい．そして，カンピロバクターは細いので，サフラニン液で染める時間を長めにする．すぐには見つからないが根気よく探すと，常在菌がまばらとなったところに，gull wing 様の菌体が見つかる．図8-2は本症例のグラム染色だ．当院では，「カンピロバクターを探して，夜中に便のグラム染色を楽しめるようになったら一人前」と言われている．感染性腸炎における便グラム染色の見るべき点は，①便中に白血球がいるか（→いれば感染侵入型），②カンピロバクターはいるかの2点と考えている．

図8-2 本症例の便グラム染色

矢印：カンピロバクターの菌体

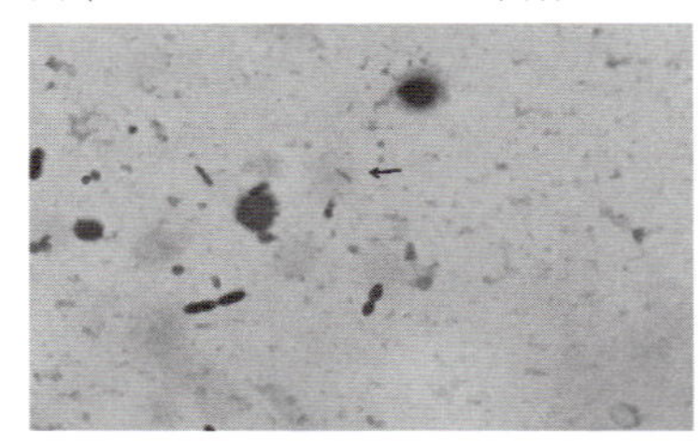

➡カラー写真はこちら

患者に写真を見せながらカンピロバクター腸炎について説明し，生活指導（表8-3）と反応性関節炎，ギランバレー症候群の合併リスクがありうることについても簡単に伝え，整腸剤とアセトアミノフェンを処方し帰宅とした．カンピロバクター腸炎は自然軽快するため，抗菌薬は原則不要で，重症例や高齢者，妊婦，免疫不全患者，調理師などに限って使用する．また，1%に菌血症を合併するため[6]，人工弁や人工血管，人工関節など人工物がある場合は，抗菌薬を使用するようにしている．処方するならアジスロマイシン500 mg/日を3日間など

表8-3 感染性腸炎の生活指導（周囲に感染を広げないために）

- 本人と家族はこまめに手洗いをする
- 手洗い時や身体を拭くタオルは他の家族と共有しない
- 腸炎の人は最後に入浴し，湯船に浸かる前にお尻をよく洗う
- 腸炎の人は調理をしない
- トイレは蓋を閉めて流す

で，消化器症状を1.3日短縮すると報告されている[7]．

考察

反応性関節炎（reactive arthritis：ReA）

感染性腸炎や泌尿・生殖器感染症の一部では，発症後1～4週でReAを起こしうる．代表的な起因菌は「CYST」という語呂で覚える（表8-4）．急性の非対称性の関節炎（特に膝関節＞足関節，MTP関節，趾節間関節）が下肢優位に起こり疼痛を伴う．アキレス腱付着部炎による踵痛も起こし，しばしば歩行困難になる．指炎や仙腸関節炎，脂漏性角化症，またまれにぶどう膜炎，大動脈弁閉鎖不全などを合併することもある[8]．カンピロバクター腸炎における合併頻度は，9-13％と他の起因菌に比べて高く[9,10]，発症は腸炎の重症度と相関しない[11]．治療はNSAIDsやステロイドの関節注射（まれに不応例ではステロイド全身投与）で，数か月以内に軽快することが多い．

表8-4　反応性関節炎の代表的な起因菌 CYST

C	Chlamydia, Campylobacter
Y	Yersinia
S	Salmonella, Shigella, Streptococcus （→溶連菌感染後反応性関節炎：PSRA）
T	Tuberculosis（結核）（→ Poncet 病）

ギランバレー症候群（Guillain-Barré syndrome：GBS）

米国では，カンピロバクター腸炎患者の約1,000人に1人がGBSを発症すると報告され[10]，逆にGBSの30～40％はカンピロバクター感染に起因する[11]とされており，GBS，特に急性運動軸索型ニューロパチー（acute motor axonal neuropathy：AMAN）と関係の深い細菌と言える．

最終診断 | CASE FILE ①②とも，カンピロバクター腸炎

参考文献

1) Abe T, et al; JAAM FORECAST group. Characteristics, management, and in-hospital mortality among patients with severe sepsis in intensive care units in Japan: the FORECAST study. Crit Care 2018; 22: 322.

2) 厚生労働省. 食中毒統計資料2023. https://www.mhlw.go.jp/stf/seisakunitsuite/bunya/kenkou_iryou/shokuhin/syokuchu/04.html

3) Smith KE, et al. Quinolone-resistant Campylobacter jejuni infections in Minnesota, 1992-1998. Investigation Team. N Engl J Med 1999; 340: 1525-1532.

4) Nelson JM, et al. Quinolone-resistant Campylobacter jejuni infections in Minnesota, 1992-1998. Investigation Team. J Infect Dis 2004; 190: 1150-1157.

5) Up to date. campylobacter diarrhea

6) 青木 眞. レジデントのための感染症診療マニュアル 第4版. 医学書院. 2020.

7) Ternhag A, et al. A meta-analysis on the effects of antibiotic treatment on duration of symptoms caused by infection with Campylobacter species. Clin Infect Dis 2007; 44: 696-700.

8) 川合眞一. 反応性関節炎. 日内会誌 2010; 99: 2447-2452.

9) Rees JR, et al. Persistent diarrhea, arthritis, and other complications of enteric infections: a pilot survey based on California FoodNet surveillance, 1998-1999. Clin Infect Dis 2004; 38 Suppl 3: S311-317.

10) Bremell T, et al. Rheumatic symptoms following an outbreak of campylobacter enteritis: a five year follow up. Ann Rheum Dis 1991; 50: 934-938.

11) Nachamkin I, et al. Campylobacter species and Guillain-Barré syndrome. Clin Microbiol Rev 1998; 11: 555-567.

9 6か月も続く下痢

はじめに

救急室に痩せた中年男性が搬送されてきた．下痢が止まらないという．すぐに便意を催すので，長時間のドライブはできずコンビニを見つけてはトイレを借りているという．仕事を続けるのは困るだろうと思ったが，資産家のようで仕事に行く必要はなく，自宅に閉じこもっているらしい．いつから下痢が始まったのか，下痢の回数は多いのか，もう少し下痢の性状を聞きたい．既往歴や食事内容，生活環境を詳しく聴取する必要がある．

CASE FILE 53歳男性

主訴 倦怠感

現病歴 6か月前から下痢が頻回（10回/日）にある．絶食により下痢は軽快する．2週間前から倦怠感がひどくなり，動くことができなくなったため，救急車で来院した．

カーテンをひいて部屋に閉じこもる生活をしている．3年間で8kgの体重減少があった．

既往歴 特になし

薬剤歴 なし

生活歴 アルコール：焼酎水割2-3杯／週に3日（実際には飲酒量がもっと多いように感じた），たばこ：40本/日を23年間，生活：両親と妹の4人暮らし，職業：不動産業（自営），10年間性行為なし

アレルギー なし

身体所見 意識：JCS 1

バイタルサイン：体温37.2℃，血圧95/67mmHg，心拍数86/分，
呼吸数22/分，SpO_2 96%（室内気）

るいそう著明

眼瞼結膜：貧血（−）黄染（−）

頸部：甲状腺腫大/圧痛（−）頸部リンパ節触知（−）

扁桃：腫脹（－）発赤（－）

肺野：呼吸音　清，心音：雑音（－）整

腹部：平坦／軟　圧痛（－）肝脾腫（－），下肢：浮腫（－）

皮膚：前胸部に小丘疹あり．両下腿に痂皮を伴う慢性湿疹＋色素沈着あり（図 9-1）

検査所見

WBC：10,300/μL	Hb：11.8g/dL
Ht：31.3%	Plt：27.2 万 / μL
CRP：1.48mg/dL	

TP：5.1g/dL	Alb：3.0g/dL
T.bil：2.0mg/dL	AST：572IU/L
ALT：94IU/L	**CK：23,553U/L**
BUN：7.5mg/dL	Cr：0.97mg/dL
Glu：113mg/dL	

図9-1　皮膚の所見

両下肢の皮疹と色素沈着

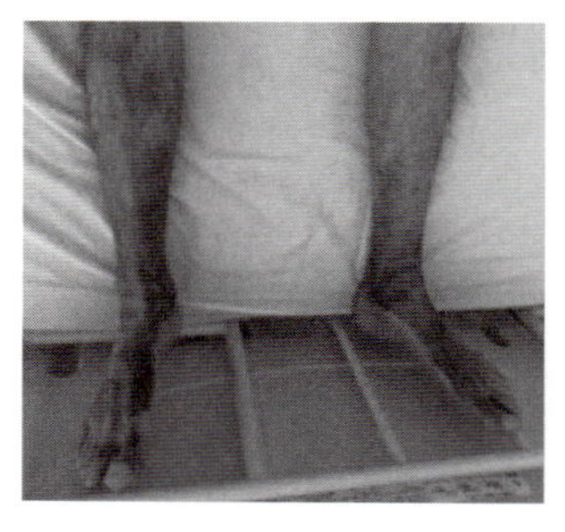

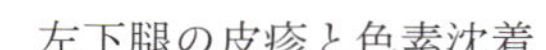
左下腿の皮疹と色素沈着

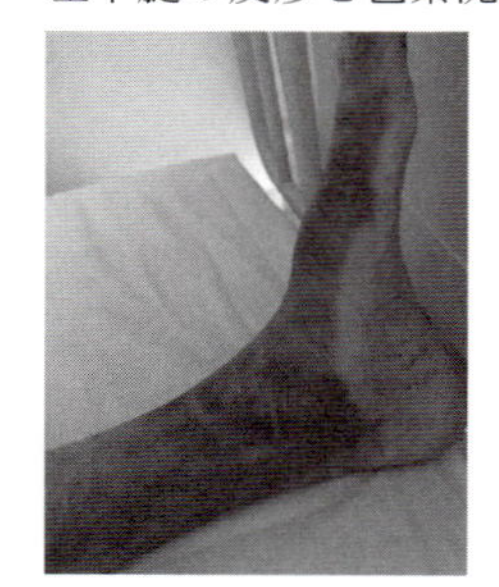

右手の皮疹

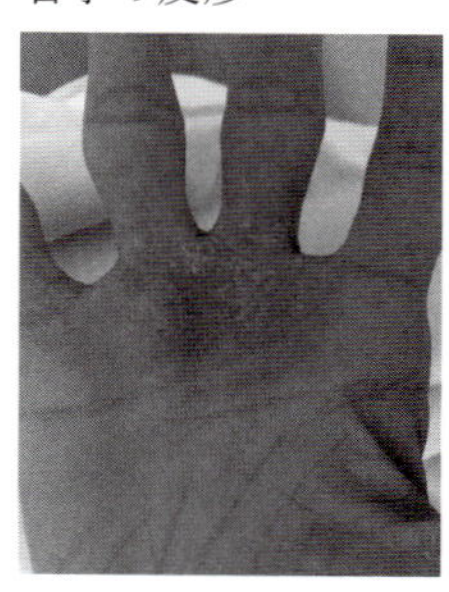

前胸部の皮疹

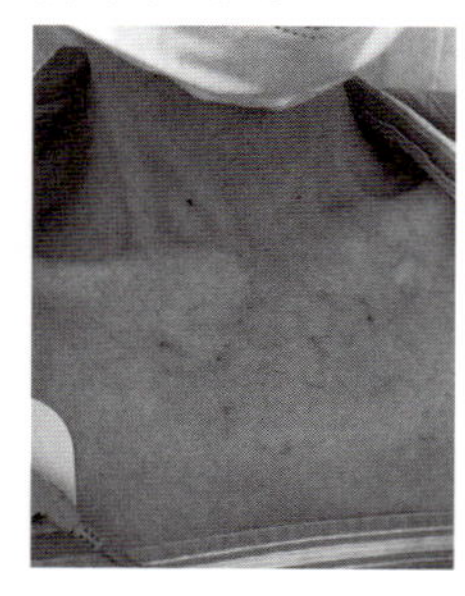

➡カラー写真はこちら

Na：139mEq/L	**K：1.4mEq/L**
Cl：86mEq/L	Ca：9.6mg/dL
Mg：1.5mg/dL（基準値 1.8-2.4）	

非常にたくさんの問題点をもった患者である.

Problem List
- # るいそう
- # 低カリウム血症（K：1.4mEq/L）
- # 低マグネシウム血症（Mg：1.5mg/dL）
- # 横紋筋融解（CK：23,553U/L）
- # 6か月前からの慢性下痢（10回/日）
- # 慢性湿疹＋色素沈着（下腿，手掌）

Keyword 慢性下痢

経口摂取や消化液の分泌により，毎日7.5Lの水分が消化管に流れ込む．小腸でほとんどの水分が吸収され，1.2Lの水分が大腸に到達する．大腸は1Lの水分を吸収するため，正常の便は200mLの水分を含む．したがって，大量の下痢は小腸に病変があることを示す[1]．

急性下痢の多くは感染症が原因である．慢性下痢は感染症以外が原因となっていることが多い．就寝中に起こる下痢は器質的疾患の存在を示唆する．大腸がんでは便秘ではなく下痢となることもある．炎症性腸疾患（inflammatory bowel disease：IBD）では，ぶどう膜炎，口内炎，関節炎，結節性紅斑，壊疽性膿皮症などの腸管外症状が起こることがある．

慢性下痢は次の種類に分類される（表9-1 ☞88頁）[2,3]．

また，以下の症状があれば検査が必要である．

> 発熱＞38.5℃，血便，脱水，ひどい腹痛，免疫力が低下している，年齢＞50歳，原因不明の体重減少，炎症性腸疾患や大腸がんの家族歴，衛生状態が悪い外国から帰国

そして，症状に応じて血算，生化学，ヘモグロビン，便中カルプロテクチン，便培養，CD毒素／抗原，寄生虫，下部内視鏡検査を考慮する．

なお，薬が原因の下痢は多い．表9-2（☞88頁）に下痢を引き起こす薬剤を紹介する．

慢性下痢は重要な症候である．日本消化管学会から診断フローチャートが提示されている（図9-2 ☞89頁）．

表9-1 慢性下痢の分類[2, 3]

浸透圧性下痢	乳糖不耐症，下剤	・乳糖不耐症は大人になって起こることがある ・絶食により下痢は軽快する
炎症性下痢	炎症性腸疾患，顕微鏡的大腸炎，放射線照射性腸炎，好酸球性腸炎，悪性腫瘍：大腸がん，悪性リンパ腫	・NSAIDs やプロトンポンプ阻害薬は顕微鏡的大腸炎を起こす ・炎症性腸疾患は 10-30 代で多く，顕微鏡的大腸炎は 70-80 代に多い ・便中カルプロテクチンは炎症性腸疾患で上昇する
吸収不良症候群	慢性膵炎，小腸内細菌異常増殖症（small intestinal bacterial overgrowth：SIBO），短腸症候群，胆嚢摘出	・脂肪便は悪臭を伴い，便器に付着し，水に浮く ・アルブミン，Ca，Mg，フェリチン，ビタミン B12，葉酸，25OH ビタミン D をチェックする
分泌性下痢	神経内分泌腫瘍：カルチノイドや VIPoma，胆汁酸による下痢	・絶食により下痢は軽快しない ・胆嚢摘出や回盲部の切除により，大腸に過剰な胆汁酸が入ると下痢を起こす．コレスチラミンが有効である
腸管運動の異常	過敏性腸症候群，糖尿病，甲状腺機能亢進症，強皮症	
慢性感染症[4]	ランブル鞭毛虫，アメーバ赤痢，Clostridium difficile，クリプトスポリジウム，ミクロスポリジウム	・急性の細菌性腸管感染症に罹患した患者が，感染後に過敏性腸症候群を起こすことがある

表9-2 薬剤性下痢[1]

・化学療法薬　・抗菌薬　・NSAIDs
・アンジギオテンシンンⅡ受容体拮抗薬（特にオルメサルタン）
・プロトンポンプ阻害薬　・ジゴキシン　・メトホルミン
・コルヒチン　・ジスチグミン　・人工甘味料　・アルコール

※ジスチグミン（ウブレチド®）はコリン作動性クリーゼを起こす
※大腸メラノーシスは下剤の乱用でみられる

図9-2　慢性下痢症の診断

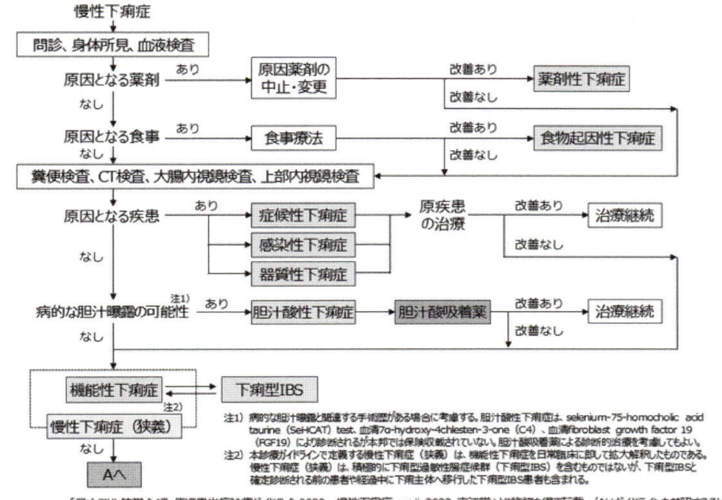

「日本消化管学会編, 便通異常症診療ガイドライン2023—慢性下痢症, pxxii, 2023, 南江堂」より許諾を得て転載．（Aはガイドラインを参照すること）

考察

鑑別診断として，悪性腫瘍，HIV 感染症，乳糖不耐症，ペラグラを想起した．そして，以下の検査を行い，治療を行った．

造影 CT　上行結腸から横行結腸に著明な浮腫あり．

下部内視鏡検査　異常なし．

ニコチン酸（ナイアシン） 4.3 μg/mL（基準値 4.7-7.9 μg/mL）

その後の経過

栄養障害を示唆する激しいるいそうとアルコール摂取歴，下腿を中心とした皮疹と特徴的な色素沈着，ニコチン酸低値からペラグラと診断した．ニコチン酸アミドの投与にて，下痢と皮疹は改善を認めた．

なお，アルコールがらみの病気は多い．次の疾患がよく問題となる．アルコール多飲患者では表 9-3 （☞ 90 頁）のいくつかの疾患を併せもつことも多く，ビタミンB群（B1，B3，B6，B12，葉酸）のいくつかが欠乏している上に，電解質に異常がある症例によく出合う．

表9-3　アルコールがらみの疾患

- 急性アルコール中毒
- 肝性脳症
- ビタミンB群欠乏症〔ウェルニッケ(Wernicke)脳症，ペラグラ〕
- アルコール離脱症候群
- 低血糖
- 慢性硬膜下血腫
- アルコール性ケトアシドーシス
- 慢性膵炎
- 電解質異常〔低カリウム(K)，低マグネシウム(Mg)，低リン(P)〕

患者の心をつかむポイント

- アルコール多飲者で生活が乱れ，身なりが汚れている患者を見ると，医療者はnegativeな感情がわく．一刻も早く患者を帰したくなる．これを「GOMER（get out of my emergency room）感情」と呼ぶらしい．しかし，このようなときこそ冷静な対応が必要だ．池田正行先生は講義で「この患者は弘法大師（空海）の生まれ変わりで，私の臨床能力を試しに来たと思うようにせよ」とお話しされていた．

最終診断 | ペラグラ（Pellagra）

Keyword　ペラグラ

ペラグラの症状は4Dで表すことができる（表9-4）[5,6]．

- ペラグラはニコチン酸（ビタミンB3）の欠乏である．アルコール依存症患者に多い．
- 日光が当たる前腕や首にびらん（Casalネックレス）や紅斑を伴う有痛性で痒みのある皮膚炎が生じる[6,7]．時間が経過すると，境界が明瞭で角化した色素沈着を生じる[8]．治療後，3-4週間でよくなる．
- 吸収不良や直腸炎のため下痢になる．
- 精神症状（せん妄，幻覚，不安，うつ，てんかん，脊髄炎，末梢神経障害）が起こる．
- 下肢は軍人がはくゲートルの領域に皮疹や色素沈着を起こす．

表9-4 ペラグラの症状[5, 6]

Dermatitis	皮膚炎
Diarrhea	下痢
Dementia	認知症
Death	死

参考文献
1) Mansoor AM. Diarrhea. Frameworks for Internal Medicine. LWW. 2018; pp176-197.
2) Chick D, et al. Disorders of the small and large bowel. MKSAP19 Gastroenterology and Hepatology. 2021; pp26-45.
3) 山中克郎, 他監. 診察ができるvol.2 鑑別診断. メディックメディア. 2024; pp222-233.
4) Dupont HL. Persistent diarrhea: A clinical review. JAMA 2016；315: 2712-2723.
5) Suter PM. Vitamin and trace mineral deficiency and excess. Harrison's Principles of Internal Medicine 21st ed. McGraw-Hill. 2022; p2527.
6) Kapoor R, et al. Clinical problem-solving. D is for delay. N Engl J Med 2014; 371: 2218-2223.
7) Alagesan M, et al. Pellagra. N Engl J Med 2022; 386: e24.
8) Yan AC. Cutaneous changes in nutritional disease. Fitzpatrick's Dermatology 9th ed. 2019; pp2214-2215.

10 食欲がなくめまいがする

はじめに

内科外来や救急外来でめまいを診療する機会は多い．近年，大変わかりやすいガイドライン[1]も出て，急性めまいに対するアプローチは整理が進んでいる印象がある．しかし耳鼻科領域を含め，多彩なめまいの原因疾患があり，外来で原因が判然としない場合もあるだろう．ここでは，急性～亜急性めまいが主訴となりうる，治療法があり，見逃してはいけない疾患について考える．

CASE FILE 78歳男性

主訴 めまい

糖尿病性腎臓病で4年前より血液維持透析を受けている．ADLはゆっくり独歩可能．

現病歴 数週間前から何となく食欲がなく，食事量が半分ほどになっていた．数日前からめまいを自覚．歩行時に強いが，安静時にも少し自覚する．徐々に増悪し，歩行困難となったため，救急要請した．

ROS（－） 発熱，頭痛，頸部痛，嚥下障害，構音障害，四肢の運動障害・感覚障害，難聴，耳鳴，耳閉感

既往併存症 糖尿病（HbA1c 6.8％で現在投薬なし），慢性腎臓病で維持透析中，高血圧

薬剤歴 常用薬はアムロジピン 5mg，ダプロデュスタット 6mg

生活歴 兄と二人暮らし，アルコール：飲酒しない，たばこ：ex-smoker（元喫煙者）20本/日を20-60歳

見た感じ，切迫感はないがぼんやりしている．もともと，軽度の知的障害があるとのことだが，同居の兄から見ても，ここ数日受け答えが緩慢になっている気がするとのことであった．

身体所見

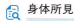

バイタルサイン：体温 36.9℃，血圧 152/68mmHg，心拍数 75/ 分（整），SpO_2 98%（室内気）

眼瞼結膜蒼白なし，心雑音なし，左前腕にシャントあり，

両下腿に薄く pitting edema（圧痕性浮腫）あり．

病着時にもわずかにめまいが続いており，体動で悪化するとのことだった．続けて神経診察を行った．

- 瞳孔 3/3mm，対光反射迅速
- 両側ともわずかに外転制限あり
- 顔面の触覚，痛覚は左右差なく正常
- 額しわ寄せ，閉眼，口角挙上に左右差なく正常
- 両耳とも指こすりは聞こえる
- 軟口蓋挙上に左右差なく正常
- 挺舌正中
- Barré 徴候－ / －，Mingazzini 徴候－ / －
- 指鼻試験と膝踵試験はややゆっくりだが明らかな失調なし
- めまいがあり真っ直ぐ歩行できず

また，以下のような水平方向での注視方向性眼振を認めた．

図10-1　本例で認めた眼振

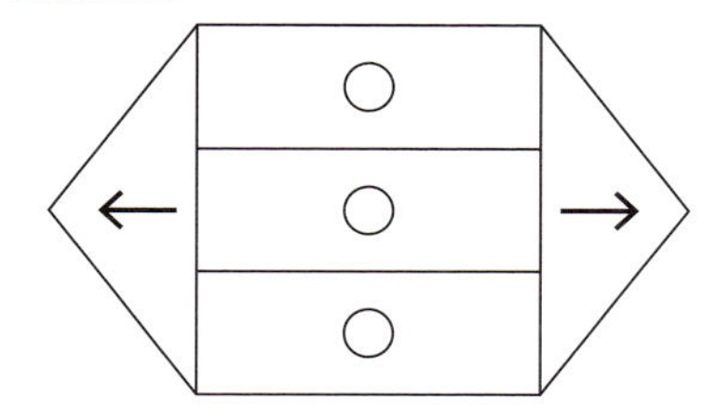

MRI を撮像したが，年齢相応の脳萎縮のみで，急性期梗塞像はなく，脳実質の信号変化を認めなかった．さて，このめまいと眼振の原因は何だろうか？

考察

めまいと眼振

めまい診療では，眼振の診察がとても重要である．眼振からめまいを分類する方法として「STANDING algorithm」（図10-2）が知られている．ここにも記載があるように，垂直性眼振や純回旋性眼振，注視方向性眼振，水平方向で向きが変わる眼振は中枢性を示唆する．上向き眼振は延髄（延髄上部にある舌下神経前位核）や中脳（中脳下部にある結合腕ないし腹側被蓋路）の脳幹病変，下向き眼振は小脳病変，回旋性眼振は延髄病変で出現することが知られている[2)]．

図10-2 STANDING algorithm

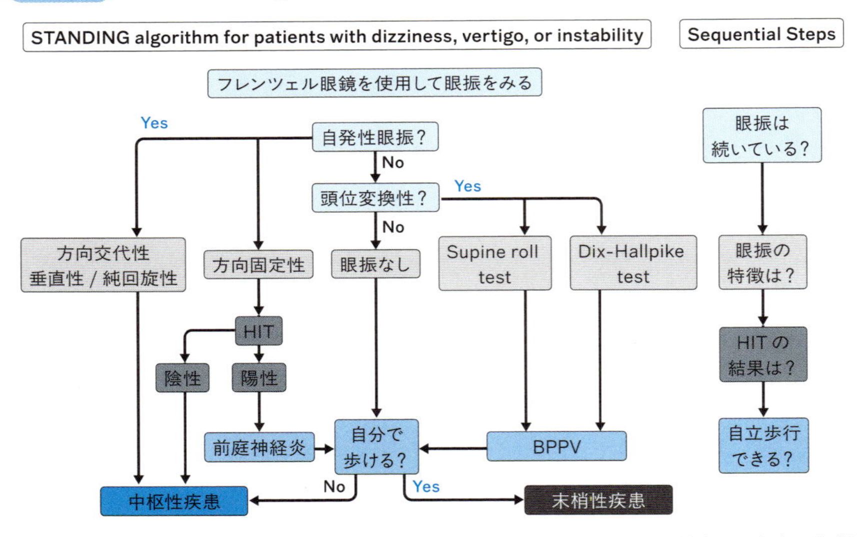

（文献1を参考に作成）

良性発作性頭位めまい症（benign paroxysmal positional vertigo：BPPV）は頭位変換に伴い，方向交代性眼振が出現し，BPPVを除く末梢性めまいでは方向固定性眼振が出現し，固視による抑制を受ける．一方，本症例では，右注視時に右向き，左注視時に左向き，すなわち水平方向の注視方向性眼振（gaze-evoked nystagmus：GEN）が出現した．これは，側方注視の維持ができないことに基づき，すなわち眼位が正中に戻されてしまい，それを是正しようとすることで出現するもので，中枢性めまいが示唆される．これと鑑別を要するのが極位眼振である．これは，視標が外側に寄りすぎると，誰でもそちらの方向へ眼振が出現するというもので，生理的な眼振である．したがって注視眼振を評価するときには，視標を外側 30 度程度までに留めることが重要である．

GEN は，小脳や脳幹の障害や先天性眼振，薬剤の副作用で出現する[3]．薬剤は，フェニトインやバルビツール酸などが原因となり，薬剤中止後 3-4 日で消失する．そして，この眼振の重要な原因疾患としてウェルニッケ（Wernicke）脳症がある．

ビタミン B1 と Wernicke 脳症について

Wernicke 脳症はビタミン B1 欠乏に基づき，脳実質に神経障害を来たし，意識障害や歩行障害，眼球運動障害などが見られる．欧米の剖検からの報告だが，Wernicke 脳症に典型的な脳病変は一般人口の 0.4 〜 2.8％で見られ，その多くはアルコール多飲者である[4,5]．ビタミン B1 の適切な摂取量は年齢や性別で異なるが，厚生労働省の『日本人の食事摂取基準（2020 年版）』ならびに『令和元年国民健康・栄養調査報告』によると，男性の場合は 18 〜 49 歳では 1.4mg，50 〜 69 歳では 1.3mg，70 歳以上では 1.2mg が推奨量とされており，女性の場合は 18 〜 49 歳では 1.1mg，50 〜 69 歳で 1.1mg，70 歳以上では 0.9mg が推奨量とされている（概ね 1 〜 1.5mg/ 日と覚えておく）．食事では豚肉や牛肉，大豆，玄米などに多く含まれる．

アルコール多飲以外にも様々な原因でビタミン B1 欠乏が起こり（表 10-1），国内の特別養護老人ホームにおける高齢者 74 人の血中チアミン濃度を測定した報告では，欠乏状態（20ng/mL 未満）の入所者は 56.8％に上り，潜在的な欠乏患者は多いと考えられる．例えば，妊娠や，担がん状態，慢性消耗疾患，心不全患者に利尿をかけるとき（尿中への水溶性ビタミン喪失），糖尿病（インスリン欠乏ではビタミン B1 も欠乏しやすくなる）などに，食事摂取量低下が重なると，容易にビタミン B1 欠乏に陥るということを銘記すべきだ．

表10-1　アルコール以外のビタミン B1 欠乏のリスクファクター

● 肥満手術，胃全摘	● 下痢	● AIDS	● 激しい運動
● 担がん状態	● 利尿薬	● 血液透析	● 糖尿病
● 妊娠悪阻	● 重症患者	● 偏食	● マラリア
● 摂食障害	● リフィーディング症候群	● Mg 欠乏	● 肝疾患

また，透析患者では透析排液からの喪失に伴い，水溶性ビタミン類が不足しやすいことが知られている．ビタミン B1 は体内貯蔵期間が 4 〜 10 日と短いため，

特に食事摂取量が減少した透析導入期にWernicke脳症を発症する場合がある．国内の単独施設の報告[6]では，血液透析導入時に12.4％の患者でビタミンB1欠乏を認めた．

意識障害，眼球運動障害，失調性歩行はWernicke脳症の古典的3徴候とされているが，3徴候とも揃う症例は16-31％とされている[7,8]．図10-3はアルコール性，および非アルコール性Wernicke脳症の臨床症状の頻度である．

図10-3　アルコール性，および非アルコール性Wernickeの症状の頻度

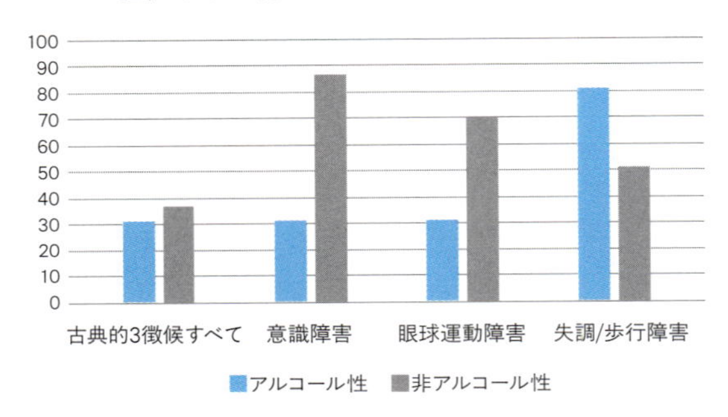

（文献8，9を参考に作成）

眼振は，水平方向のGENの出現率が高く，垂直性眼振も時に認められる．側方共同注視が維持できなくなると，GENが出現するというのは既述したが，サルをチアミン欠乏状態にすると，下丘，動眼神経核，外転神経核，前庭神経内側核のグリオーシス，神経脱落が見られたとの報告があり[9]，Wernicke脳症ではこれらの障害により側方注視維持ができずGENが出現すると考えられている．GENを見たら，脳血管障害や薬剤性を否定しつつ，Wernicke脳症のリスク因子があれば，積極的にWernicke脳症を疑いたい．そして，診断的治療のためにも，疑えばビタミンB1を投与したい．

ビタミンB1は中枢神経において糖代謝の補酵素として働き，細胞膜を介する浸透圧維持に与っているため，欠乏時には細胞内外の浮腫を来たす．MRIでは，ビタミンB1が関与するグルコース・酸化代謝の盛んな部位を反映して，拡散強調像やT2強調像，FLAIR像において，内側視床，第三脳室周囲，中脳灰白質周囲，乳頭体，中脳水道周囲に高信号を認める．ただし，頭部MRIのWernicke脳症診断に対する有用性に関しては，感度53％，特異度93％という報告があり[10]，画像陰性でも否定はできない．非アルコール性のWernicke脳症では，非典型的な画像所見を呈することもあるが，典型的な部位にも同時に病変を認めることが

多い[11]．

また注意点として，ビタミンB1の血中濃度は，必ずしも脳内の濃度を正確に反映していない可能性があり，また患者の遺伝的な背景によって同じビタミンB1濃度でもWernicke脳症を発症するか否かは一様でなく，評価が難しい[12]．ビタミンB1値が正常でもWernicke脳症を来たす例もある[13]．したがって，多くの施設でビタミンB1濃度は結果が出るまでに数日を要することも踏まえ，Wernicke脳症はリスク因子や症状，画像所見を参考に，ビタミンB1値の結果を待たずに臨床診断することが重要となる．

さて，本疾患の古典的3徴候（意識障害，眼球運動障害，失調性歩行）と同じ3徴候を来たす疾患と言われて，何か思いつくものはあるだろうか．答えは「Bickerstaff型脳幹脳炎（Bickerstaff brainstem encephalitis：BBE）」である．BBEはGuillan-Barré症候群の亜型で，中枢神経症状や眼球運動障害まで来たすものである．同じ眼球運動障害であるが，Wernicke脳症では特に外転障害やGENを認め，BBEでは外眼筋麻痺を起こす．また失調性歩行は，Wernicke脳症では小脳性失調と前庭機能障害のためであり，BBEでは感覚性失調が原因である．もちろん病態に応じて細部は異なるが，重要な鑑別疾患として覚えておきたい．

Wernicke脳症の治療

治療となるチアミンの投与量に関して定まったものはないが，Up to date[14]においては文献15を参考に，① 500mgのチアミン静脈内注射を3回/日を2日間，続いて② 250mgの静脈内注射，あるいは筋肉注射1日1回を5日間投与する方法を紹介している．状態がある程度改善した後もしばらくはチアミン100mgの経口投与を継続することが多い．

治療開始後，最初に改善するのは眼球運動障害で，数時間から数日で改善が見られる．したがって，チアミン投与後も眼球運動障害に改善が見られないときは，他疾患の可能性を検討する必要がある．前庭機能障害や歩行障害は治療後2週間で改善が始まるという報告がある[16]．

その後の経過

本症例では，飲酒歴はなかったが，人工透析中で食事量減少があったこと，水平方向のGENを認めたことから，Wernicke脳症を疑い，チアミン500mgの静脈内注射3回/日を開始した．MRIではWernicke脳症を疑う所見がなく，診断的治療という意味合いもあった．すると第二病日には，めまいとGENが消失した．後日，ビタミンB1は7ng/mLと低値と判明したため，Wernicke脳症と確定診断するに至った．

上部消化管内視鏡では器質的異常を認めず，ビタミン補充と継続して，六君子湯の内服を開始すると，食事量が著明に改善した．当初，ふらつきから歩行が難しかったが，そちらもリハビリを通して徐々に改善した．

退院時，「救急車で運ばれたときはどうしようもないくらい体調が悪かったけど，あのニンニク臭の点滴のおかげで，本当に楽になった．ありがとう」と，患者よりお言葉をいただいた．

患者の心をつかむポイント

諏訪中央病院院長の佐藤泰吾先生から「臨床はクイズではない．診断がつかなくても治療を始めないといけない状況もある．そんなとき，どんな仮説診断のもと，どこに軸足を置くか．その軸に照らしてベッドサイドで注意深く経過を見守り，仮説の検証と軌道修正をしながら，診断に肉迫していくプロセスこそが臨床である」と教わった．診断が確定しなくても「主訴に寄り添い」，証拠を集め，治療を開始しながらベッドサイドで「経過を共にする」時間は，診断のため，そして患者と信頼関係を築く上で極めて重要と考えている．

最終診断 | 非アルコール性 Wernicke 脳症

参考文献

1) Edlow JA, et al. Guidelines for reasonable and appropriate care in the emergency department 3(GRACE-3): Acute dizziness and vertigo in the emergency department. Acad Emerg Med 2023; 30: 442-486.

2) 城倉 健. 間違えていませんか？ めまいの診断と治療. 神経治療学 2016; 33: 349-351.

3) Stahl JS, et al. Eye movements of the murine P/Q calcium channel mutant tottering, and the impact of aging. J Neurophysiol 2005; 95: 1588-1607.

4) Harper C, et al. An international perspective on the prevalence of the Wernicke-Korsakoff syndrome. Metab Brain Dis 1995; 10: 17-24.

5) Galvin R, et al. EFNS guidelines for diagnosis, therapy and prevention of Wernicke encephalopathy. Eur J Neurol 2010; 17: 1408-1418.

6） Saka Y, et al. Thiamine status in end-stage chronic kidney disease patients: a single-center study. Int Urol Nephrol 2018; 50: 1913-1918.

7） Harper CG, et al. Clinical signs in the Wernicke-Korsakoff complex: a retrospective analysis of 131 cases diagnosed at necropsy. J Neurol Neurosurg Pshychiatry 1986; 49: 341-345.

8） Caine D, et al. Operational criteria for the classification of chronic alcoholics: identification of Wernicke's encephalopathy. J Neurol Neurosurg Psychiatry 1997; 62: 51-60.

9） Scalzo SJ, et al. Wernicke-Korsakoff syndrome not related to alcohol use: a systematic review. J Neurol Neurosurg Psychiatry 2015; 86: 1362-1368.

10） Antunez E, et al. Usefulness of CT and MR imaging in the diagnosis of acute Wernicke's encephalopathy. AJR Am J Roentgenol 1998; 171: 1131-1137.

11） Cogan DG, et al. Ocular signs in thiamine-deficient monkeys and in Wernicke's disease in humans. Arch Opthalmol 1985; 103: 1212-1220.

12） Zuccoli G, et al. MR imaging findings in 56 patients with Wernicke encephalopathy: nonalcoholics may differ from alcoholics. AJNR Am J Neuroradiol 2009; 30: 171-176.

13） Coe M, et al. Wernicke's encephalopathy in a child: case report and MR findings. Pediatr Radiol 2001; 31: 167-168.

14） Up to date. So YT. Wernicke encephalopathy. updated: Feb 14, 2024.

15） 金子裕嗣, 他. 大量飲酒や偏食を伴わずに, Wernicke脳症を来たしたと考えられた高齢2型糖尿病患者の1例. 日老医誌 2015; 52: 177-183.

16） Cook CC, et al. B Vitamin deficiency and neuropsychiatric syndromes in alcohol misuse. Alcohol 1998; 33: 317-336.

11 あちこち痛い

はじめに

「多数の箇所が痛くて動けない」．患者はしばしば，これを「全身痛」と表現する．どこからアプローチするか途方に暮れてしまうこの「症候」に対して，萩野昇先生は以下のような実践的手法を提示している[1)]．まず高齢者は，リウマチ性多発筋痛症（polymyalgia rheumatica：PMR）か菌血症かと簡略化して考える．次にOPQRSTの問診や筋骨格系を含めた診察で，痛みを因数分解する．

今回の女性は，近医からは慢性の貧血の原因精査で紹介されてきたが，本人が困っていることは全身痛だそうだ．痛みを因数分解するとはどういうことか，実際に見てみよう．

CASE FILE　65歳女性

近医内科からの紹介理由　貧血，PMRの疑い

診療経過　8か月前にインフルエンザに罹患，その後から倦怠感と全身痛があった．4か月前に健康診断でHb 11.0mg/dLを指摘され，1か月前に原因精査のため前医を受診，炎症性貧血と考えられた．両肩から上腕と両大腿に痛みがあるためにPMRを疑われ，当院に紹介された．

既往歴　なし

薬剤歴　セレコキシブ100mg 2錠分2，レバミピド100mg 2錠分2

家族歴　膠原病，甲状腺疾患についてなし

PMRは高齢発症の特発性・亜急性・多発・滑液包炎と捉える．Illness scriptは以下の通りである．

「75歳前後の高齢者に，身体に負荷がかかった翌日から左右対称に上下肢帯の疼痛が出現した．寝返りやベッドからの起き上がりができず，肩の痛みで着替えられない．診察室では臀部の痛みで椅子に座ったり立ったりがつら

い」.

特に発症日は狙って問診する．典型的なPMRは急性発症であり，前日あるいは数日前までは問題なかったかどうかを，繰り返し患者に確認する．疼痛部位は「帰ってきたウルトラマン」の衣装の赤い部位で覚える（図11-1）.

図11-1 PMR患者の典型的な疼痛部位

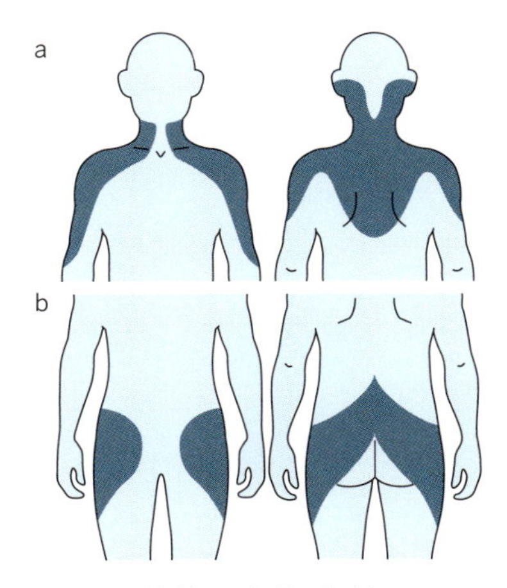

（文献2を参考に作成）

加えて，関節外症状も確認する．約1/3の患者で，発熱，全身倦怠感，体重減少，食欲不振などの全身症状を認める[3]．ただし，38℃を超える高熱は非典型的であり，文献的には20%未満（経験的にはさらに少ない）とされる[4]．発熱を認める場合は，巨細胞性動脈炎（giant cell arteritis：GCA）の合併や感染性心内膜炎（infective endocarditis：IE）などを鑑別する必要がある.

また，夜間痛が強く，睡眠中に寝返りを打つ際に肩や股関節の痛みを感じるために，睡眠障害をきたすこともある[3].

古典的なBirdらの診断基準には抑うつ症状が含まれていた[3]．近年もペインクリニックからの報告が散見される[5,6]．「家族から見てなんとなく元気がない」という訴えは，貴重な病歴情報となる.

このように，PMRはリウマチ科や整形外科のみならず，一般内科，ペインクリニック，心療内科／精神科など，幅広い診療科で遭遇する可能性がある.

患者の心をつかむポイント

筆者は，紹介されたケースでは「OOOPS」のパターンに陥らないように注意している．OOOPSとは，検査結果など「Objective」がすでに蓄積しており（OOO），それだけをもとに「Plan」（P）を決めてしまい，本人の「Subjective」（S）が後回しになってしまうことである．まずは本人からの病歴聴取を怠らないようにする．

本人の主訴　あちこちが痛い

追加で聴取した病歴　疼痛出現から貧血指摘までに発生したこと．

「8か月前にインフルエンザにかかってから，なんとなく全身に力が入らないと思いました．ほぼ同時期に，両肩と腕が痛み出し，腰回りが重だるくなりました．今となってはきっかけが思い出せませんが，徐々にだと思います．洗濯物を干すのが一番大変でしたが，筋力が落ちたという感じはしませんでした．最初はインフルエンザのせいかと思い，かかりつけ医には言いませんでした．でも，やけに続いて変でした．半年前にじわじわと膝の痛みが，最初は左から出てきました．近くの整形外科で変形性膝関節症（osteoarthritis：OA）と診断されて，ステロイド関節内注射をされました．一旦痛みは引きましたが，ぶり返して続いています．今は湿布を貼ったり，2か月に1回ヒアルロン酸注射を受けたりしています．

首は問題ないです．今でも本調子ではないですが，家事はできています．食事は食べられて痩せてきたとは思いません．夜も眠れています．」

緩徐に肩と腰回りに，その後，付加的に膝に痛みが生じたという経過である．膝は暫定OAとされているが，ステロイド注射が著効した経過からは関節炎でもよい．全身症状は乏しい．この時点で，PMRのillness scriptにはやや合致しない印象である．比較的若年に生じたchronic onsetの関節炎で，膝も含まれているからだ．

ここでPMRの鑑別疾患・mimickerに考えを広げる．筆者は，「pivot and cluster strategy」が有用と感じている．これは直感的に軸となる疾患（ピボット）を設定し，その周辺の鑑別疾患（クラスター）を分析的に検証する方略である[7]．図11-2にこのstrategyに基づくPMRの鑑別を示す[8]．

図11-2　pivot and cluster strategy に基づく PMR の鑑別疾患

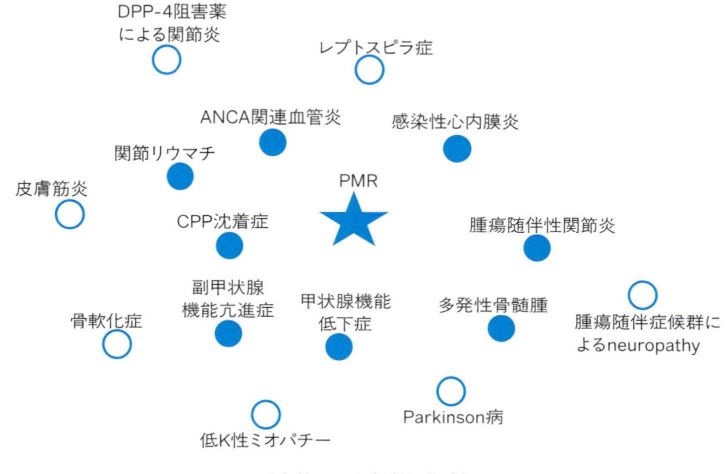

（文献 7, 8 を参考に作成）

続いて，「Horizontal-vertical tracing」という方略で，ある疾患に合併しやすい疾患や原因を想起する[7]．PMR からは失明しうる GCA，PMR のクラスター疾患である感染性心内膜炎からは化膿性関節炎や口腔感染症を考える．

これらの手法により網羅的な鑑別疾患を迅速に挙げられ，その分「攻める問診・狙った身体診察」に注力できる．

追加の問診　「手を伸ばしたり上に挙げたり，いろいろなときに肩は痛むので動かせる範囲が狭くなりました．動かさなければ大丈夫です．夜眠れないほど肩が痛くはない，かな……？　寝返りで痛いことはあります．こわばりはないです．膝は曲げたり，歩いたりしたときに痛みます．」

PMR では肩関節の罹患率が高く，患者は「肩こり」と表現する場合もあるため，肩関節の評価から始めたい．

大前提として「関節が痛い」という愁訴は関節炎が原因とは限らない．痛みの原因を「関節内か関節外か（例：皮膚，腱，靭帯，滑液包，筋肉，骨，神経，関連痛）」および「炎症性か非炎症性か」の 2 軸で分類して考える．診察しながら，どの状況で肩関節の可動域（range of motion: ROM）制限や疼痛が出現するか確かめる．「全方向性」に「自動運動および他動運動の両方」で出現する場合は関節自体に原因が，「特定の方向」に「自動運動時のみ」で出現する場合は関節周囲組織に原因がある可能性が高い．また，炎症性を示唆するエピソードとして，安静時・就寝時の疼痛増悪，30分以上持続する朝のこわばりの有無を細かく問診する．

患者の心をつかむポイント

問診でコミュニケーションの難しさを感じる場面も多い．「痛くない」と言うが脱がせたらびっしりと湿布を貼っている方、日常生活動作をしていても安静とおっしゃる方，寝返りや患側を下にした際に生じる痛みを夜間痛と捉えている方．いずれも筆者の失敗談であり，反面教師としていただきたい．

身体所見

バイタルサイン：体温36.5℃，血圧151/96mmHg，心拍数90/分
顎関節圧痛なし．頸部は前後屈や回旋いずれも疼痛や可動域制限なし．
painful arc ＋/＋ Neer test －/－ Hawkins-Kennedy test ＋/＋ － Empty can test ＋/＋ 両上腕二頭筋長頭腱部に圧痛あり．
肘関節/肘付着部/手指関節に腫脹熱感圧痛なし．
大転子滑液包と坐骨結節滑液包に圧痛なし．
鼠径部圧痛なし．股関節の内外旋で疼痛やROM制限なし．
Gaenslen test 陰性，Patrick test 陰性．
両膝関節裂隙に圧痛あり・付着部の圧痛はなし．
足趾の関節や付着部に圧痛なし．

以上から，両肩・両膝の関節炎はある．関節リウマチ（rheumatoid arthritis：RA）で侵されうる顎関節や足趾の末梢関節には関節炎を認めなかった．

触診のみでの肩関節痛の診断は難しい．例えば狭義の肩関節（肩甲上腕関節）は表層から触知できない．また滑液包は回旋筋腱板を包むように接しており，滑液包同士が交通している場合があり，圧痛点が真の炎症源とは限らない．したがって，客観的なROM（関節可動域）も組み合わせて推論を進める．本患者は全方向でROMが制限され，自動でも他動でも疼痛が出現する．しかも初動からの強い痛みである．これらの所見からはまずは関節炎を考えるが，8か月に及ぶ病悩期間で拘縮や筋膜性疼痛が複合していないか注意する．PMRでは筋力は保たれるのがポイントで，筋炎との鑑別点になる．ただし肩の疼痛で上肢近位筋の評価が難しいときや，腱鞘滑膜炎が原因で握力低下に見えるときがある点に注意する．

表11-1 ローテーターカフ障害に対する身体診察

棘上筋腱		
Painful arc sign	上肢を自動的に外転(側方挙上)させる．60～120度で疼痛が出現したら陽性．PMRはこの外転制限が特徴で，側方挙上で激痛が走るのと不釣り合いに，前方挙上はできることがある．	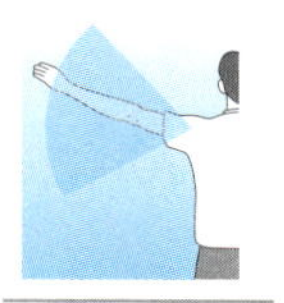
Neer test	肩甲骨を押さえて固定，肩関節を内旋位にし，他動的に屈曲させる．肩峰下に疼痛が誘発されたら陽性．	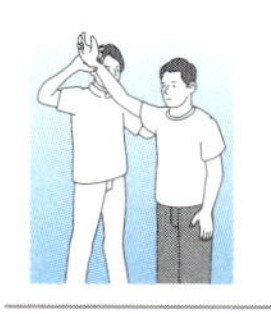
Hawkins-Kennedy test	肩関節を90度外転し，他動的に内旋させる．肩峰下に疼痛が誘発されたら陽性．	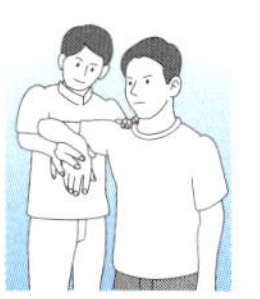
Empty can test	肩関節は外転90度から30度前方に伸ばし，肘関節は伸展位として，両上肢の親指を床に向けさせる(缶を持っていたら中身が流れ出る方向)．検者が両前腕を押し，肩峰下に疼痛が誘発されたり，抵抗が落ちていたりしたら陽性．	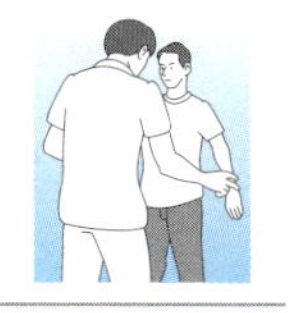
肩甲下筋腱		
Lift off test	手背を背部に当てた状態から自動的に手を体幹から後ろに離させる．離すことができなければ陽性．	
Belly press test	手掌を腹部に当てて手関節を固定したまま腹部を押させる．肘が後方へ動いたら陽性．	

加えて，ローテーターカフ障害に対するspecial testを行う（表11-1）．PMRでもRAでも肩峰下滑液包と三角筋下滑液包（両者は交通している）を通じて，ローテーターカフに炎症が波及すれば陽性となる．実際の方法は，文献9の動画を参照されたい．

前述の「帰ってきたウルトラマン」のサインを思い出して，頸部と腰部の診察も行う．頸椎のROMは，PMRでは回旋と屈曲進展がいずれも均等かつ軽度に制限されるが，ピロリン酸カルシウム（calcium pyrophosphate：CPP）沈着症では回旋時ROM制限が大きいと感じる．また座位のまま，大転子滑液包や坐骨結節滑液包の圧痛を確かめる．こちらはPMRでしばしば圧痛を認める．

一般身体所見 眼球結膜発赤なし，
視力・視野障害，側頭動脈の怒張や圧痛なし，
頭皮の触診による異常感覚や圧痛なし，鞍鼻なし，
聴力は指こすりで左右差なし，口内炎なし，
心音・呼吸音は正常，
腹部所見は正常，四肢の触覚異常はなし，
紫斑や乾癬様皮疹含め皮疹はなし，爪正常，nail fold capillary 正常，
peripheral sign なし

頭から足まで（head-to-toe）の全身診察と，疾患仮説に基づいて狙う身体診察（hypothesis driven physical examination）を使い分けたい．PMR のようにクラスター疾患が多数挙がるものでは，異常所見を認識しやすい後者の手法を一手間かけて行うことが重要と思われる[10)]．諏訪中央病院では，これを「○○眼鏡をかけた診察」（※○○には病名が入る）と呼んでいる．ここでは IE や血管炎を例に挙げる（表 11-2）．

表11-2 IE や血管炎の眼鏡をかけた問診や身体診察の例

	ルーチン	ひと手間
IE	う歯・口腔内汚染，心雑音，呼吸音，椎体叩打痛，peripheral sign（眼瞼結膜点状出血，硬口蓋・軟口蓋・舌の点状出血，手掌・足底の Janeway 病変・Osler 結節，爪下線状出血斑（splinter hemorrhage）はペンライトで透かすとなお見やすい），livedo，関節炎の確認	歯髄炎：舌圧子を噛ませて揺らす 胸鎖関節炎の確認 急性大動脈弁閉鎖不全症：座位・前傾・呼気止めでの聴診 腸腰筋膿瘍：psoas sign 椎体炎：椎体叩打痛＋棘突起を動揺させたときの痛みや脊柱筋圧痛 脳梗塞・脳出血・髄膜炎：神経診察
ANCA 関連血管炎	結膜充血（ぶどう膜炎・胸膜炎・上結膜炎） 触知可能な紫斑（palpable purpura） livedo 指尖部壊死や splinter hemorrhage	鞍鼻や鼻閉 ANCA 関連血管炎性中耳炎（OMAAV）：聴力 皮疹：小水疱・蕁麻疹・血管外壊死性肉芽腫 多発単神経炎：触覚・温痛覚・振動覚や筋力
GCA	頭痛や視力低下・顎跛行の問診，側頭動脈の肥厚・拍動消失・圧痛，頭皮の圧痛・頭皮の圧痛（scalp tenderness），間欠性跛行	舌痛・歯痛・慢性咳嗽の問診，眼球運動や複視の確認，swinging flashlight test，Roos test（arm claudication test），腹部血管雑音の聴取

身体所見をまとめると「付加的に左右対称な分布になった大関節炎」である．PMRよりもRAを疑って追加の検査を行う．

血液検査

WBC：8,700/μL（好中球70%，好酸球1%，リンパ球20%，単球7%），Hb：10.6g/dL，MCV：84，PLT：36万/μL，AST：13U/L，ALT：12U/L，LD：150U/L，CPK：38U/L，ALP：120U/L，γGTP：32U/L，T.bil：0.5mg/dL，Alb：3.6g/dL，TP：8.1g/dL，血糖：111mg/dL，Na：138.5mEq/L，K：4.4mEq/L，Cl：1000mEq/L，Ca（補正値）：10.2mg/dL，P：4.1mg/dL，Mg：1.9mg/dL，BUN：14.8mg/dL，Cr：0.55mg/dL，eGFR：82.8mL.min/1.73m^2，血沈：110mm/h，CRP：8.33mg/dL，IgG：1,680mg/dL，IgA：125mg/dL，IgM：260mg/dL，C3：147mg/dL，C4：32mg/dL，リウマチ因子：＜3.0IU/mL，抗CCP抗体：0.5未満，抗核抗体：40倍未満，抗SS-A抗体：0.4U/mL未満，MPO-ANCA：0.2IU/mL未満，PR3-ANCA：0.6IU/mL未満

胸部X線，手足肩X線　正常（びらんや石灰化なし）

前医から取り寄せた関節液　黄色透明，粘稠度弱い，細胞数384/μL（好中球5%，リンパ球52%），尿酸ナトリウム（—），ピロリン酸（—）

高齢発症関節リウマチ（late onset RA：LORA）で矛盾しない．CPP沈着症はNSAIDsを連用しても全く無効で，関節液に結晶が確認できず，否定的と考えた．

患者本人の生活にも支障が出ていたため，プレドニゾロン15mgで治療を開始した．2週間後，両肩や両膝ともに改善はしたがまだ痛みが残っていた．

典型的なPMRであれば2日後には症状は劇的に改善する[11]．必ず治療前後の比較をすべきで，思い出したように「今まで気づかなかったけど◯◯も痛かった」と言う方もいる．今回は疼痛が遷延しており，RAを考える．

考察

ここでは，典型的PMRと対比しながら，全身痛を「経過×局在×炎症の有無」で因数分解する過程を提示した．非典型的なPMRの診断・治療は慎重に行う．冒頭のillness scriptで示したように平均発症年齢は70～75歳である．基本的に中年では発症せず，「60代のPMR」でも若めと感じる．PMRと誤診してステロイド単剤の増減で治療したときのデメリットは，一つは長期的なステロイド毒性

が必発であること，もう一つは原疾患がマスクされ続けることだ．例えば，NSAIDs 1週間で治るはずだったCPP沈着症，メトトレキサートがkey drugのRA（ステロイドでは関節破壊を防げない）をここでは強調したい．

CPP沈着症はADLが低下した高齢者の急性単関節炎（いわゆる偽痛風）のみならず，多関節炎や慢性の関節炎（Pseudo-RA）の臨床像を示すことがある[12,13]．RA，PMRにCPP沈着症や痛風が合併してもよい[14]．

60歳以上で発症したRA患者を「LORA」と呼ぶ．急性〜亜急性経過で発症し，発症時に肩や股関節など大関節の罹患が多い．CRP，赤血球沈降速度など血中炎症マーカーが高く，微熱や体重減少等の全身症状，貧血や低蛋白血症を伴うことも多い．また，RFやCCP抗体の陽性率は40-60％程度と低く，血清反応陰性例が多い[15]．一言でいえば血清反応陰性のLORAは，時にPMRと区別できない．その証拠にPMRの暫定的分類基準を満たすRA患者の割合は35％にのぼる[16]．またPMR患者を前向きにフォローした結果，1年後にRAと診断された患者が20％もいたという報告もある[17]．

一方で血清反応陰性RAを10年間フォローした結果，RAと最終診断したのは3％にも満たなかったという報告もある[18]．このPMRとLORAの鑑別の難しさを巡って，両者が合併するphenotypeも提唱されている[19]．

ここまでの議論で「病名」の境界は実は曖昧だとわかるだろう．高齢発症の脊椎関節炎（EoSpA）も時にPMRと区別が難しい[20]．画像診断の進歩によりPMRで無症状の大血管炎が指摘されるようになり，PMRとGCAは同一スペクトラム

図11-3　PMRとその関連疾患―曖昧な境界

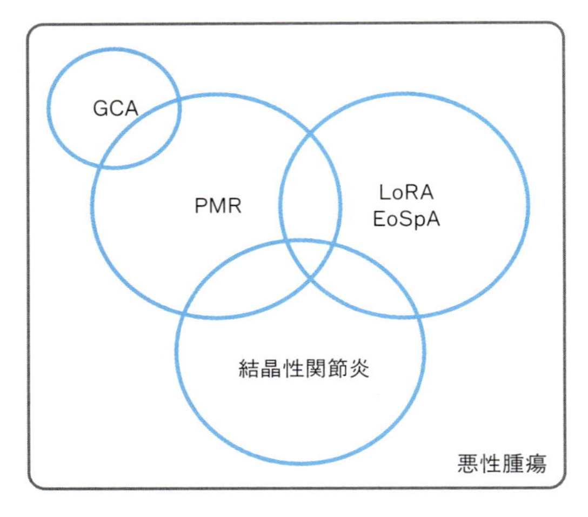

だと認識され始めている[21]．この状況を筆者は以下のようなイメージで捉えている（図 11-3）．診断名にこだわりすぎず，患者背景や対象臓器から病態を推測し，適切な治療を選んでいくことが重要だ．

ピットフォールには常に注意を払う．免疫抑制を行う前に感染症の除外は必須だ．冒頭に述べた通り高齢者の全身痛は菌血症を考えるから，血液培養は提出する．DPP4 阻害薬による関節痛，スタチンによる筋痛，レボフロキサシンによる腱障害など常に「クスリはリスク」である．また，悪性腫瘍も様々な免疫異常を呈する．リスクや年齢相応の悪性腫瘍スクリーニングは提案する．多発性骨髄腫による関節炎や側頭動脈炎，骨髄異形成症候群による関節炎・大動脈炎・Behçet 様症状など，血液悪性腫瘍とリウマチ性疾患の境界もまた曖昧だ．

その後の経過

その後，メトトレキサートなど抗リウマチ薬を開始した．内服ステロイドは漸減し，適宜関節注射を行った．3 か月でステロイドは中止でき，寛解に至った．

患者さんの声

インフルエンザのせいだとか膝痛は年のせいだとか決めつけず早めに相談すればよかったです．飲むステロイドの副作用は怖いですけど，注射はほんとよく効きますね．日常生活が元通りになったのもそうですが，さらに健康になるアドバイスも聞けて役に立っています．

最終診断 | **高齢発症関節リウマチ**

参考文献

1） 萩野 昇．ロジックで進める リウマチ・膠原病診療．医学書院．2018.
2） Salvarani C, et al. Clinical features of polymyalgia rheumatica and giant cell arteritis. Nat Rev Rheumatol 2012; 8: 509-521.
3） 杉原毅彦．リウマチ性多発筋痛症．日内会誌 2017; 106: 2125-2130.
4） Kimura M, et al. Clinical characteristics of patients with remitting seronegative symmetrical synovitis with pitting edema compared to patients with pure polymyalgia rheumatica. J Rheumatol. 2012; 39: 148-153.
5） 鈴木有希, 他．ペインクリニック外来受診をきっかけにリウマチ性多発筋痛症（PMR）が判明した1症例．日本ペインクリニック学会誌 2018; 25: 91-93.

6) 清水洋子, 他. 両肩治療中にリウマチ性多発筋痛症合併RS3PE症候群を発症し, さらにうつ状態を呈した1例, 日本ペインクリニック学会誌 2019; 26: 129-130.

7) 志水太郎. 診断戦略: 診断力向上のためのアートとサイエンス. 医学書院. 2014.

8) Espígol-Frigolé G, et al. Polymyalgia rheumatica. Lancet 2023; 402: 1459-1472.

9) Genovese M. How to Conduct a Shoulder Exam. Stanford Medicine 25. https://stanfordmedicine25.stanford.edu/the25/shoulder.html(最終閲覧2025年1月)

10) Yudkowsky R, et al: A hypothesis-driven physical examination learning and assessment procedure for medical students: initial validity evidence. Med Educ 2009; 43: 729-740.

11) Quick V, et al. Our approach to the diagnosis and treatment of polymyalgia rheumatica and giant cell (temporal) arteritis. J R Coll Physicians Edinb 2012; 42: 341-349.

12) McCarty DJ, et al. Calcium pyrophosphate dihydrate crystal deposition disease-1975. Arthritis Rheum 1976; 19 Suppl 3: 275-285.

13) Dieppe PA, et al. Pyrophosphate arthropathy: a clinical and radiological study of 105 cases. Ann Rheum Dis 1982; 41: 371-376.

14) Krekeler M, et al. High prevalence of chondrocalcinosis and frequent comorbidity with calcium pyrophosphate deposition disease in patients with seronegative rheumatoid arthritis. RMD Open 2022; 8: e002383.

15) 桑名正隆. 高齢者における診断・治療の進歩：関節リウマチ. 日本内科学会雑誌 2022; 111: 454-460.

16) Dasgupta B, et al. 2012 Provisional classification criteria for polymyalgia rheumatica: a European League Against Rheumatism/American College of Rheumatology collaborative initiative. Arthritis Rheum 2012; 64: 943-954.

17) Caporali R, et al. Presenting features of polymyalgia rheumatica (PMR) and rheumatoid arthritis with PMR-like onset: a prospective study. Ann Rheum Dis 2001; 60: 1021-1024.

18) Paalanen K, et al. Does early seronegative arthritis develop into rheumatoid arthritis? A 10-year observational study. Clin Exp Rheumatol 2019; 37: 37-43.

19) Sugihara T. Treatment strategies for elderly-onset rheumatoid arthritis in the new era. Mod Rheumatol. 2022; 32: 493-499.

20) Olivieri I, et al. Late-onset rheumatoid arthritis and late-onset spondyloarthritis. Clin Exp Rheumatol. 2009; 27 (4 Suppl 55): S139-145.

21) Dejaco C, et al. The spectrum of giant cell arteritis and polymyalgia rheumatica: revisiting the concept of the disease. Rheumatology (Oxford). 2017; 56: 506-515.

12 腰曲がりの高齢女性

はじめに

85歳女性が半年前からの左足指先のしびれを主訴に内科外来を受診された. 視診での血色不良や触診での冷感や足背動脈の触知不良から末梢動脈疾患を疑った.

近医で脂質異常症の治療をされていたが, 元気なので昨年で通院をやめたそうだ. ここ10年間の当院受診歴は聴力低下で耳鼻咽喉科を受診しただけだ. 杖をついていて, たまに腰痛があるが, 年だから仕方ないと感じている. それ以外に大きな病気はしたことはないとおっしゃる.

腰は曲がっているが, 足取りは軽やかに入室してきた. 病歴も自分でしっかりと語れる方だ. 末梢動脈疾患の精査は行うとして, 健康維持のために他に提案できることはないだろうか.

CASE FILE 85歳女性

初回外来 「腰が曲がっているけど骨折したことありますか」とspecificに問診すると昔, 整形外科に通院していたと述べた. カルテを遡ると, 15年前に転倒し, 橈骨遠位端骨折とTh8, Th9の脆弱性椎体骨折を外来で保存加療された記録があった. そこで骨塩定量検査を追加した.

虚血性心疾患の既往があれば, 抗血小板薬やスタチンが導入されていないことはほぼないだろう. 一方, 骨折後の患者に骨粗鬆症治療がされていない場面はよく遭遇する. 骨粗鬆症という病は誰もが知っているが, 意識されていないのかもしれない.

一般内科外来は主訴に対応するのは当然として, ヘルスメンテナンスについて情報提供するチャンスと捉えている. そこで驚くのが人間ドックを受けているような方でも骨粗鬆症はしばしばノーマークであることだ. 骨粗鬆症の治療は, 実はtime to benefit（臨床的な利益が現れるまでの時間）が約1年と短く, 診断できた場合の治療の意義は大きいと考えている[1].

筆者が，骨密度を測定する場面は以下の3つである．

- 65歳以上の女性（United States Preventive Services Task Force で Grade B の推奨）
- 脆弱性骨折の既往があるとき
- 入室時の亀背・円背

脆弱性骨折の既往があればそれだけで骨粗鬆症と診断できるが，本人は忘れていたり，内科外来で整形外科疾患のことは語らなかったりするのはよくあるため，次のような一手間をかけている．

- 「整形外科で背骨が潰れていると言われたことはないか」「手をついて転んで骨折したことはないか」と問診する．
- 過去の画像で陳旧性椎体骨折がないか自分で確認する（脆弱性椎体骨折の2/3は無症候性であり[2]，読影でもわざわざ指摘されない．腹部のCTは矢状面骨条件で再構成する）．

診察は入室時から始まる．姿勢異常があればその背景疾患に思いを馳せ，歩行を見て転倒リスクを見積もる．ここでは亀背・円背を通じて，骨粗鬆症の身体診察の重要性を思い出したい．身体所見からルーチンスクリーニング対象外の層でも骨密度が低い人を見つけたり，無症候性脆弱性椎体骨折を指摘したりできる．Wall-Occiput distance（後頭部と壁との距離）0cm以上，Rib-Pelvis distance（肋骨と骨盤の距離）2横指以下は，いずれも陽性尤度比4程度の有用な身体所見だ[3]．「直立時に後頭部を壁につけることができるかどうか」という診察は明快で，筆者は腰曲がり▶をヒントにこれをチェックしている．

▶Keyword 腰曲がり（camptocormia）

腰曲がりには脊柱変形以外の原因が隠れていることがあるので注意したい症候である．原因としてはパーキンソン病が最多で，その他に axial myopathy や神経筋疾患（重症筋無力症や炎症性筋疾患を含む），薬剤性（抗精神病薬やドパミン作動薬など）がある[4]．特に，「歩行時は腰曲がりなのに壁に立たせると軽減する」，「さらに臥位で完全に消失する」場合，これは体幹ジストニアが本態と推測され，パーキンソン病を疑う．典型的なパーキンソン姿勢は頭部を前に突き出し，頭部から体幹まで前屈して，腕と膝も軽度前屈している．歩行時も前傾姿勢で，腕振りが少なく，小刻みにすり足気味である．一歩目を踏み出せないすくみ足も有名だ．これを見たら非運動症状（嗅覚低下，便秘，頻尿，立ちくらみ，レム睡眠行動異常）の問診も追加する．また，慢性閉塞性肺疾患

（chronic obstructive pulmonary disease：COPD）での胸郭前後径の拡大は円背と区別がつかない．COPD は 70 代の 4 人に 1 人と common な疾患だが，未診断症例が多数いる[5]．

胸腰椎X線写真ではTh12が楔状椎である．DEXA (dual energy X-ray absorptiometry) 法の結果は以下の通り．FRAX score は脆弱性骨折リスク 24%，大腿骨頸部骨折リスク 12% だった．

骨	T スコア	若年成人平均（young adult mean: YAM）値
L2	-3.5	58%
L3	-2.5	70%
L4	-2.0	76%
右大腿骨	-3.1	76%
左大腿骨	-3.2	61%

3 年ぶりに心音・呼吸音を聴診したが異常なし．本人は喫煙しないが，生活社会歴を聴取すると息子が肺がんとのことで，受動喫煙が示唆された．呼吸困難や血痰など COPD や肺がんを疑う自覚症状はない．パーキンソニズムや体幹・四肢の筋力低下はない．

本人にロモソズマブの適応がある重症骨粗鬆症と説明すると，治療に前向きだった．月 1 回の通院注射の負担について情報提供し，次回外来で決断を聞くことにした．続発性骨粗鬆症のための血液検査を行った．

図12-1 骨粗鬆症を疑う身体所見

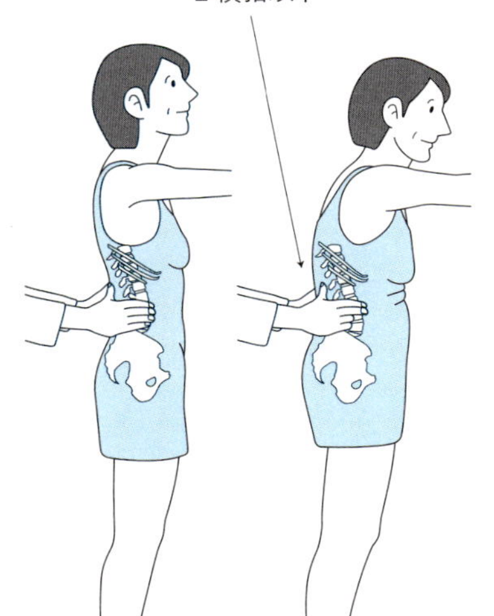

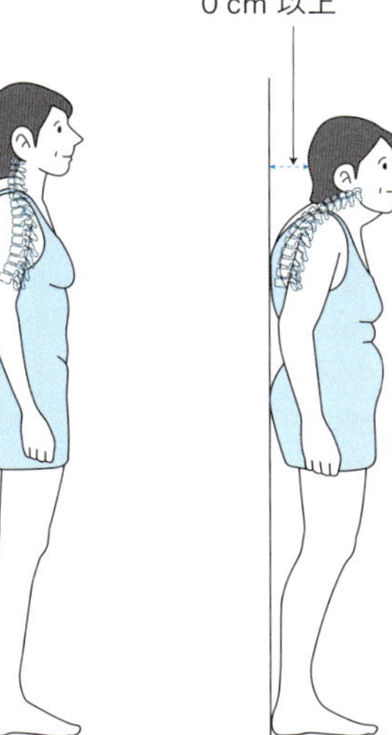

（文献 3 を参考に筆者作成）

2回目外来：血液検査で大きな異常はなく原発性骨粗鬆症と診断した．円背・亀背の合併症〔食道裂孔ヘルニア・逆流性食道炎，嚥下障害，呼吸機能障害，体幹の筋力の低下・歩行障害，腰痛や側腹部痛（illiocostal syndrome）〕の自覚症状はなかった．動くと疲れやすくなったとのことで運動習慣をつけるように指導した．ロモソズマブの初回投与を行って帰宅とした．

表12-1 ルーチン採血から疑う続発性骨粗鬆症

• 全血算	
正球性貧血	多発性骨髄腫
小球性低色素性貧血	胃切除後含めた吸収不良，摂食障害など
白血球増加(顆粒球増加・好酸球とリンパ球減少)	Cushing 症候群，ステロイド内服
• 生化学	
総蛋白／Alb 解離	多発性骨髄腫
低 Na	ADH(antidiuretic hormone)不適切分泌症候群(低 Na 血症は転倒リスクでもある)
高 Ca ×低 P	原発性副甲状腺機能亢進症
低 Ca ×低 P	ビタミン D 欠乏症や FGF23 依存性低リン血症性骨軟化症
肝胆道系酵素上昇	慢性肝疾患，胆汁うっ滞性肝疾患(原発性胆汁性胆管炎，原発性硬化性胆管炎)
高 ALP	骨代謝の増加(原発性副甲状腺機能亢進症，甲状腺機能亢進症，骨軟化症，骨 Paget 病)
低 ALP	低ホスファターゼ症
BUN，Cr 上昇	慢性腎臓病
高血糖，HbA1c 上昇	糖尿病(ステロイド性を含む)
• 血清	
CRP または赤沈高値	慢性炎症性疾患
• 尿検査	
尿蛋白陽性	多発性骨髄腫(陰性の場合もあるため注意)

Alb(アルブミン)，Na(ナトリウム)，Ca(カルシウム)，P(リン)，ALP(アルカリフォスファターゼ)，BUN(尿素窒素)，Cr(クレアチニン)

（文献2, 6を参考に作成）

骨粗鬆症は単一疾患ではなく病態に過ぎない．続発性骨粗鬆症の可能性はないかという目で過去の血液検査を振り返りたい（表12-1）．さらに広範囲な原因検索は総説に譲るが，米国内分泌学会は全例に25（OH）ビタミンD，副甲状腺ホルモンやM蛋白の検査を行うことを推奨している[7]．

考察

骨粗鬆症の診断，治療については総説・成書・ガイドラインが出版されており割愛する[8,9]．ここでは近年のupdateを紹介する．

経口ビスホスホネートは骨吸収抑制薬である．安価で歴史的にエビデンスがあり，1剤目として頻繁に選ばれる．しかし，数年内服しても骨密度が横ばいだったとき，アクションを取りたい．コンプライアンスを確認する，続発性骨粗鬆症でないか見直す，吸収率が低い可能性を考える（骨吸収マーカーである血清CTXが判断材料になる）以外には，治療変更を考慮する．

そもそも「ビスホスホネートから開始して治療反応が悪い場合に強力な治療に進む」というstep therapyは過去の戦略になりつつある．理由として，骨折リスクで患者を層別化すると骨形成促進薬が優越性を示す層がいること，骨密度上昇のためには骨形成促進薬を骨吸収抑制薬より先行投与した方の効果が高いことがある[10]．

ご存知のように，高血圧，糖尿病などでは治療目標を設定し，それに向けて厳密な疾患管理が行われる．この概念が骨粗鬆症でも応用されており，「Goal-directed treatment」，「Treat-to-target strategy」（表12-2）などと呼ばれる[11,12]．骨折リスクを層別化し，T-scoreを主とした目標が掲げられている．

表12-2　Goal-directed treatmentの目標の一例[11,12]

治療の適応	考慮する治療目標
T-score -2.5以下	T-score -2.5以上
T-score -2.5以上だがFRAX scoreで治療適応または過去の骨折あり	大腿骨近位部で0.2以上，腰椎で0.5以上のT-score改善
最近(2年以内)や複数の骨折	最大限のリスク低下

重症骨粗鬆症の治療薬はこれまでテリパラチドに限られ，自己注射の負担や消化器症状のためなかなか使いづらかったが，ロモソズマブ（イベニティ®）やアバロパラチド（オスタバロ®）の登場で，武器が増えた．ロモソズマブは抗スクレロスチンモノクローナル抗体で，骨芽細胞による骨形成を促進すると同時に破骨細胞による骨吸収を抑制する作用がある．月1回の通院注射で，患者が感じやすい副作用もなく，コンプライアンスは良好である．

患者マネジメントですぐに取り入れられる点としては，①骨形成促進薬を使うべき患者ではないか考える（表12-3），②治療効果やリスクのモニターの一環として骨密度をフォローする，③治療経過がよくても1剤目が終わったら2剤目に移行する（逐次療法 表12-4），の3点を挙げたい．ただし，T-scoreなどの数値にとらわれすぎず，転倒のリスクを減らすなど非薬物的アプローチも重要であることは論を待たない．

表12-3　骨形成促進薬を考える場面

米国家庭医学会の指針（文献13を参考に筆者作成）
・T-score -3未満 ・FRAX scoreで大腿骨頸部骨折リスク4.5％以上または脆弱性骨折リスク30％以上 ・1年以内の骨折または骨粗鬆症治療中の骨折 ・複数の骨折 ・転倒ハイリスク

日本骨代謝学会・日本骨粗鬆症学会の診断基準における重症度の高い骨粗鬆症（ロモソズマブの添付文書より引用）
・骨密度値が -2.5SD以下で1個以上の脆弱性骨折を有する ・腰椎骨密度が -3.3SD未満 ・既存椎体骨折の数が2個以上 ・既存椎体骨折の半定量評価法結果がグレード3
筆者追記：心血管高リスク者には慎重投与．

表12-4　逐次療法の例

・テリパラチド→デノスマブまたはビスホスホネート ・デノスマブ→ビスホスホネート ・ロモソズマブ→デノスマブまたはビスホスホネート
特にデノスマブは中止後に急激に骨密度低下が進むため逐次療法が必須である．

（文献9を参考に筆者作成）

その後の経過

ロモソズマブを月1回注射するだけでなく，白内障の手術や補聴器の新調までこぎつけた．転倒リスクの見積もりに，自宅の生活環境を聞いた．家屋内の整理整頓（床の電気コード，カーペットの滑りやすさ），家屋内の動線やその障害（特にトイレまでの動線，風呂の高さ，収納の高さ，自室の階数や階段の使用，照明），歩行支援（杖の勧め，靴の履きやすさ）をチェックして工夫を伝えた．必然的に同居家族の話になり，息子はがんと闘いながら仕事を続けていること，日中は夫と二人きりだが，夫の認知症が進み始めており，介護が必要になってきたことが判明した．公的なサポートを導入する手はずを整えた．

患者さんの声

骨を強くする薬の注射って聞いて最初はどんなものかと思ったけど，通院と一緒にできて楽ちんだわ．夫の介護は少し楽になって，私はまだ死ねないわと思って散歩の時間を増やしました．転ばぬ先の杖もしています．

患者の心をつかむポイント

ロモソズマブからの逐次療法はビスホスホネート単剤治療よりも重症骨粗鬆症で費用対効果に優れるという報告が複数出てきている[14)]．プライマリ・ケアでも患者を選んで投与したいが，費用対効果だけでは患者自身がメリットを感じづらいため説明を表 12-5 （☞ 118 頁）のように工夫している．

高齢者の内科外来で意識していること

高齢者の病を治しても必ずしも幸せにならない場面に何度も遭遇して無力感を覚える場面は多かったが，諏訪中央病院の玉井道裕医師に「鳥の目・虫の目・魚の目」という診方を教わり，マインドセットが変わった．

鳥の目とは，どんな患者なのか俯瞰的に捉えることである．これには Geriatrics 5Ms が簡便なフォーマットである（表 12-6 ☞ 118 頁）[15)]．入室時の動きで mobility が，話しかけたときの反応で mind/mental がわかる．既往や薬剤歴は multicomplex，medication に該当する．そして外来でのお付き合いを通じて matters most を共有できるように努めている．日本版 well-being として海外でも認識され始めている「ikigai」が近いように思う[16)]．

虫の目で，患者の詳細まで把握する．骨粗鬆症治療はもちろん病気への介入として有効だが，CGA（老年医学的総合評価法）や ICF（国際生活機能分類）に基づいて家族関係や社会活動まで視野を広げるように意識している．

魚の目とは，患者の人生の軌跡として線で診ることだ．患者の長い人生の中で医師との出会いは一点に過ぎない．まずはこれまでの人生の物語を聴取する．社会生活歴（特に仕事）と世帯の変化に注目したり，その人の若いときのポップカルチャーから価値観を推測できたりすると藤沼康樹先生はおっしゃっている．そ

表12-5 患者への説明のポイント

注射への抵抗	自己注射ではなく，ワクチンと同じと伝えると安心される．
費用	一月や一日に換算してイメージをつきやすくし，1年限定と伝えている．「未来に対する保険料」という analogy,「頸部骨折などによるADL低下を心配している」というIメッセージも有効に感じる．
機会損失	骨形成薬→骨吸収抑制薬の順に投与するのがその逆より骨密度が上昇することが示されている．「会社を大きくするには，フレッシュな新入社員をたくさん雇って成長させてから，ベテランがやめないように引き止める方がよい」という例え話は受けがよいと感じる．
数値情報	細やかな工夫として％ではなく「X人中Y人」と伝えるとよいかもしれない．ある研究では数学的基礎知識が少ない人に副作用リスクをパーセントで伝えると，自然頻度で伝えた場合よりリスクを過小評価した[15]．またはグラフを用いて視覚に訴えた方が反応がよい．

表12-6 Geriatric 5Ms[15]

Mind/Mental	認知機能，せん妄，精神・心理
Mobility	歩行障害・転倒，身体機能障害
Medication	polypharmacy，薬剤有害事象
Multicomplex	多併存疾患，biopsychosocial に複雑な状況
Matters most	価値観，治療目標

して患者の未来，すなわち illness trajectory を共有する．骨折は一見治癒するため下降期慢性疾患と認識されづらいが，例えば大腿骨近位部骨折の1年での死亡率は最大33％といわれる．[17] この方もそうだが，身体的フレイル（体重減少・筋力低下・疲労感・歩行速度の低下・身体活動の減少）が背景にあることが多い．Advance care planning（人生会議）を始めるべきタイミングだと思う．

患者の心をつかむポイント

藤沼康樹先生のお言葉より「Osteoporosis ではなく Frailty を問題点1とせよ」．

最終診断 | フレイル，原発性骨粗鬆症

参考文献
1）Time to benefit: How Long Will It Take for a Test or Treatment to Help Your Patient. ePrognosis. University of California San Francisco. https://eprognosis.ucsf.edu/time_to_benefit.php　最終閲覧：2024年11月
2）日本骨粗鬆症学会. 骨粗鬆症の予防と治療ガイドライン2015年版. ライフサイエンス出版. 2015.
3）Green AD, et al. Does this woman have osteoporosis? JAMA 2004; 292: 2890-2900.
4）Ali F, et al. Camptocormia: Etiology, diagnosis, and treatment response. Neurol Clin Pract 2018; 8: 240-248.
5）Fukuchi Y, et al. COPD in Japan: the Nippon COPD Epidemiology study. Respirology 2004; 9: 458-465.
6）竹内靖博. 高齢者と骨・カルシウム代謝異常. 日老医誌 2022; 59: 163-168.
7）Ebeling PR, et al. Secondary Osteoporosis. Endocr Rev 2022; 43: 240-313.
8）田中伸哉. 最新の骨粗鬆症治療薬. 日老医誌 2019; 56: 136-145.
9）Tai TW, et al. Asia-Pacific consensus on long-term and sequential therapy for osteoporosis. Osteoporos Sarcopenia 2024; 10: 3-10.
10）Cosman F, et al. Romosozumab and antiresorptive treatment: the importance of treatment sequence. Osteoporos Int 2022; 33: 1243-1256.
11）Lewiecki EM. Operationalizing Treat-to-Target for Osteoporosis. Endocrinol Metab（Seoul）2021; 36: 270-278.
12）Cosman F, et al. Goal-directed osteoporosis treatment: ASBMR/BHOF task force position statement 2024. J Bone Miner Res. 2024; 39: 1393-1405.
13）Harris K, et al. Osteoporosis: Common Questions and Answers. Am Fam Physician 2023; 107: 238-246.
14）Gielen E, et al. Cost-effectiveness of romosozumab for the treatment of postmenopausal women with osteoporosis at high risk of fracture in Belgium. Osteoporos Int 2024; 35: 1173-1183.
15）Molnar F, et al. Optimizing geriatric care with the GERIATRIC 5Ms. Can Fam Physician 2019; 65: 39.
16）https://www.sgim.org/article/ikigai-finding-purpose-and-joy-in-medicine/　最終閲覧：2024年10月
17）日本整形外科学会／日本骨折治療学会. 大腿骨頚部／転子部骨折診療ガイドライン2021（改訂第3版）. 南江堂. 2021.

13 頻尿と尿失禁

はじめに

成人女性の50%近くが尿失禁を認めるが，羞恥心や忙しい診療時間を奪うことを心配し医師に訴えることができない．尿失禁の診断と治療は十分に行われていない可能性が高い．尿失禁は社会的孤立を招き精神的苦痛や転倒，骨折のリスクとなり，介護者の負担も増やす．施設入所中の死亡を24%増やすとの報告もある[1)]．

CASE FILE　76歳女性

主訴　頻尿，尿失禁

現病歴　2週間前から頻尿と排尿時痛がある．近くの診療所で抗菌薬の処方を受けたが，症状の改善がない．尿の排出時に下腹部に痛みを生じる．3日前からトイレが間に合わず尿を漏らすことが増えてきたため，紙パンツを使用するようになった．夜間の排尿回数は5回と多いため，ぐっすり眠ることができない．通院が困難な夫とともに，訪問診療と訪問看護を受けている．

既往歴　変形性関節炎

薬剤歴　内服薬なし．

生活歴　アルコール：機会飲酒，たばこ：5本/日（20歳から）

身体所見　意識清明

バイタルサイン：体温36.8℃，血圧132/80mmHg，心拍数86/分，呼吸数18/分

腹部は軟で膨隆なし．下腹部に軽度の圧痛あり．

患者の心をつかむポイント

- 患者のライフヒストリーを聞くことは大切である．生まれ育った環境や人生観を知ることができる．どんな人の人生にも素晴らしく輝いたときがある．

- この方は大きな古民家に住む方であった．奥の部屋に案内していただくと，書院作りになっていて，立派な床の間があり素敵な掛け軸がかけてある．地方にある裕福な家庭の出身で，東京の有名私立大学で勉強したようだ．

考察

排尿回数は個人差が大きい．筆者は仕事中も気になって，すぐにトイレに行き少量ずつ排尿する．しかしながら，隣で用を足している研修医はビックリするほど大量の尿を出していることがある．

昼間の尿回数と夜間の尿回数は，別に考える必要がある．夜間に2回以上トイレに起きる場合は「夜間頻尿」と呼ぶ．夜間頻尿が続くと，睡眠時間を十分確保することができなくなる．

抗利尿ホルモン（バソプレシン）は夜間に分泌されるため，夜間尿は少なくなる．しかし高齢者では，バソプレシンの分泌が低下し夜間尿の回数が増える．原因は，①夜間の多尿，②膀胱容量の減少（過活動膀胱，前立腺肥大症，間質性膀胱炎，骨盤臓器脱），③不眠である．夜間多尿の原因として，高血圧，心不全，腎不全，睡眠時無呼吸症候群，寝る前の水分過剰摂取が挙げられる．心不全では夜間に臥位となると，静脈灌流量が増え，腎血流の増加を起こし尿量が増える[2]．

新たに出現した治療可能な尿失禁での鑑別診断の記憶法に「DIAPERS」がある（表13-1）[3]．

表13-1 新たに出現した尿失禁（DIAPERS）

D	Drug	抗うつ薬，抗不安薬，利尿薬
I	Infection	敗血症，尿路感染症
A	Atrophic vaginitis	萎縮性膣炎
P	Psychological	うつ，認知症，せん妄
E	Endocrine	高血糖，高カルシウム血症
R	Restricted mobility	運動制限
S	Stool impaction	宿便

Keyword 尿失禁のタイプ[4)]

腹圧性尿失禁，切迫性尿失禁，溢流性尿失禁，機能性尿失禁に分類される（表 13-2）.

尿失禁の危険因子は，以下の通りである.

高齢，多い出産回数，肥満，子宮摘出，併存疾患（心不全，糖尿病，脳梗塞，Parkinson 病，認知症，慢性便秘，不眠，睡眠時無呼吸症候群，高カルシウム血症，変形性関節炎），薬剤（利尿薬，抗コリン薬，カフェイン，アルコール）

診断には，詳細な病歴聴取と身体診察，尿検査が大切である．尿検査は尿路感染症，尿鮮血，尿蛋白，尿糖を確認するため全員に行う．基礎疾患（神経障害，悪性腫瘍）がないかを検討し，可逆的な原因の同定を行う.

なお，3 失禁質問表（3IQ）[5)] を用いれば，尿失禁のタイプを分類することができる（表 13-3）.

3 失禁質問票の腹圧性尿失禁を診断する感度と特異度は 86％と 60％，切迫性尿失禁の診断に対しては感度と特異度は 75％と 77％であった[5)].

表13-2 尿失禁の分類

腹圧性尿失禁	骨盤底筋組織および腟結合組織が，尿道および膀胱頸部を十分にサポートしないと腹腔内圧の上昇により尿道が閉じなくなり(砂の中のホースを踏む状態)尿失禁する．運動，くしゃみ，笑いにより腹圧が上昇すると失禁．30 歳以上の女性の 25-45％に認める．妊婦で多い.
切迫性尿失禁	排尿筋の過活動により尿意切迫感や頻尿，夜間頻尿がある．トイレに行く途中で失禁する．失禁を伴う過活動膀胱のことである．明らかな原因がわからないことが多い．尿路感染症は原因となる．閉経後の女性では，エストロゲンレベルの低下により尿道粘膜上皮が萎縮し尿道炎が起きる．尿道粘膜の密閉性の低下や刺激により尿失禁となる．40 歳以上の女性の 9％，70 歳以上の女性の 31％にみられる. なお，腹圧性尿失禁と切迫性尿失禁が合併した混合性尿失禁も多い(20-30％).
溢流性尿失禁	排尿筋の機能低下や膀胱出口の閉塞(尿道を閉塞する子宮筋腫，骨盤臓器脱)が原因である．排尿時に力むことが多く，排尿しきった感覚がない．女性の尿失禁の 5％.
機能性尿失禁	認知症やフレイル，身体障害のためトイレに行けないために尿失禁する．頻度は不明.

表13-3 The 3 Incontinence Questions (3IQ)

1. 最近3か月間で尿失禁がわずかでもありましたか？
☐ はい
☐ いいえ → 尿失禁なし

2. 最近3か月間で尿もれはどんなときにありましたか？
(あてはまるものを全て選んでください.)
☐ A せきやくしゃみ，重いものを持ち上げたり，運動をしているとき
☐ B トイレに行きたくなったけど，トイレに間に合わなかったとき
☐ C 体動時でも，トイレに行きたくなったときでもない

3. 最近3か月間でどんなときに尿が最もよくもれますか？
(あてはまるものを1つだけ選んでください.)
☐ A せきやくしゃみ，重いものを持ち上げたり，運動をしているとき
☐ B トイレに行きたくなったけど，トイレに間に合わなかったとき
☐ C 体動時でも，トイレに行きたくなったときでもない
☐ D 体動時もトイレに行きたくなったときも，同じくらいの頻度でもれる

回答	尿失禁のタイプ
A 体動時によく起きる	腹圧性尿失禁，または腹圧性尿失禁が優位
B 尿意を感じたときによく起きる	切迫性尿失禁，または切迫性尿失禁が優位
C 体動時でも尿意を感じたときでもない	他の原因による尿失禁， または他の原因が優位な尿失禁
D 体動時も尿意を感じたときも同等に	混合性尿失禁

検査方法は，以下の通りである.

- 膀胱に200-300mLの尿を溜めてから，立位で咳をしてもらい，尿失禁を確認する.
- 溢流性尿失禁の可能性が高ければ，腹部エコーで残尿を計測する.

治療は，以下の通りである[6,7].

- あらゆるタイプの尿失禁に対し，まず非薬物療法（適切な水分摂取，時間を決めて排尿，カフェインや炭酸飲料↓，禁煙，減量）を行う.
- 高齢者には薬剤の調整，便秘を含めた併存症の治療，骨盤底筋トレーニング（成功率29～59%，NNT3）を行う[4]. YouTubeにわかりやすい解説がある（https://www.youtube.com/watch?v=gtFgBDPoTIg）.
- 溢流性尿失禁では，2回排尿（排泄後数分間トイレにとどまり，再度排尿を試みる）やトリガー排尿（恥骨のマッサージや陰毛を引っ張って排尿を促す）が有効である[7].
- 薬物療法も有効な場合がある.
- 萎縮性腟炎を疑えば，エストリオール（ホーリン®）腟錠1日1回0.5～1mg腟内に挿入14日間.
- 重症の骨盤臓器脱や治療に反応がない場合は専門医にコンサルトする.

表13-4 尿失禁の治療

	非薬物療法	薬物療法
腹圧性尿失禁	骨盤底筋トレーニング	エストロゲン腟錠(閉経後)
切迫性尿失禁	膀胱訓練 時間を決めた排尿	抗コリン／ムスカリン受容体拮抗薬(オキシブチニン，ソリフェナシン，トルテロジン，フェソテロジン) β3受容体作動薬(ミラベグロン，ビベグロン) エストロゲン腟錠(閉経後)
溢流性尿失禁	2回排尿 トリガー排尿	α1遮断薬と5α還元酵素阻害薬(前立腺肥大に対して)
機能性尿失禁	介護者援助による時間を決めた排尿	なし
混合性尿失禁	骨盤底筋トレーニング 膀胱訓練 時間を決めた排尿	抗コリン／ムスカリン受容体拮抗薬，またはβ3受容体作動薬を考慮

その後の経過

その後，ナースに「腟から硬いものが出てくる」との訴えがあり，婦人科を受診してもらった．診断は骨盤臓器脱と萎縮性腟炎であった．

最終診断 | 骨盤臓器脱+萎縮性腟炎

参考文献
1) Damián J, et al. Urinary incontinence and mortality among older adults residing in care homes. J Adv Nurs 2017; 73: 688-699.
2) 松本孝和. 頻尿(前立腺肥大症・過活動膀胱). 疾患軌道図で学ぶ継続外来. 南山堂. 2024.
3) Lyons MD, et al. Geriatrics. The Washington Manual of Outpatient Internal Medicine 3 rd ed; pp767-771.
4) Hu JS, et al. Urinary incontinence in women: Evaluation and management. Am Fam Physician 2019; 100: 339-348.
5) Brown JS, et al; Diagnostic Aspects of Incontinence Study (DAISy) Research Group. The sensitivity and specificity of a simple test to distinguish between urge and stress urinary incontinence. Ann Intern Med 2006; 144: 715-723.
6) Ouslander JG, et al. Urinary incontinence and overactive bladder. Harrison's Principles of Internal Medicine 21st ed. McGraw-Hill. 2022; pp3753-3755.
7) Chick D, et al. Urinary incontinence. MKSAP19 General Internal Medicine 1. 2021; pp95-98.

14 両下肢の浮腫と発赤

はじめに

下腿浮腫の鑑別診断は難しい．急に片側の下腿が腫れてきたときは要注意だ．深部静脈血栓症や蜂窩織炎を起こしている可能性がある．深部静脈血栓症は肺塞栓症の原因となるし，蜂窩織炎は敗血症を合併しているかもしれない．

82歳女性が下腿の浮腫と発赤のため近くの総合病院に入院し治療を受けたが，再び症状が悪化して外来を受診された．患者・家族はとても困っている様子だった．

CASE FILE　82歳女性

主訴　両下肢のむくみ

現病歴　**2年前**から両下肢がむくむ（右＞左）．**1か月前**から右下腿の発赤＋浮腫あり．石鹸で下肢をよく洗っていた．**3週間前**，左下肢蜂窩織炎の診断で，近くの総合病院に入院し，治療後に退院した．**3日前**から発熱と下腿浮腫あり．今回は右下腿が赤く腫れてきた．10年前に比べ，体重は10kg増えている．

既往歴　高血圧，心房細動，心不全

薬剤歴　ARB＋Ca拮抗薬，DOAC，フロセミド

身体所見　意識清明

バイタルサイン：体温37.6℃，血圧99/72mmHg，心拍数92/分，呼吸数18/分，SpO_2 96％（室内気）

頭頸部：異常なし，心音：雑音（－）不整あり．

呼吸音：crackles（－），腹部：平坦／軟　圧痛（－）．

右下腿：前面は境界不明瞭な発赤＋熱感＋腫脹（slow edema）あり，落屑＋紅斑＋皮下出血あり，足背に表在血管拡張あり．

左下腿：色素沈着＋落屑あり．

図14-1 皮膚所見

初診時の両下腿

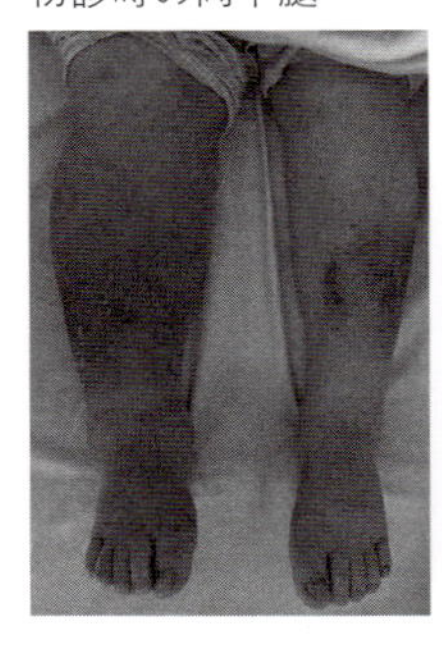

右下腿（拡大）

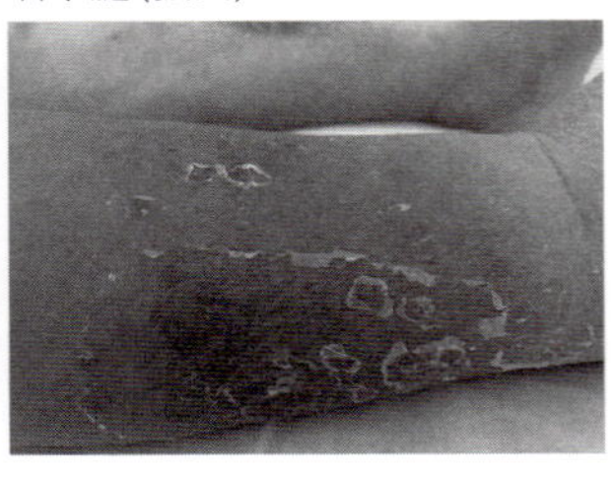

➡カラー写真はこちら

両側の下肢が徐々に腫れてきた場合は，循環血液量が増えている状態（心不全，肝硬変，腎不全），ネフローゼ症候群などによる低アルブミン血症，甲状腺機能低下症，薬剤〔カルシウム（Ca）拮抗薬，NSAIDs，ステロイド，シクロスポリン〕，静脈不全を考える[1)]．

診察では患部を指で圧迫する．非圧痕性浮腫ならば，甲状腺機能低下症，リンパ浮腫を考える．圧痕性浮腫は fast edema（40秒以内に圧痕が消失）なら低アルブミン血症を考え，slow edema（40秒経っても圧痕が残る）なら心不全，静脈不全を考えるのが一般的である．

片側性下腿浮腫では深部静脈血栓症から肺塞栓を起こしている可能性を第一に考える．悪性腫瘍（特に腺がん）に伴う過凝固が原因で深部静脈血栓症ができることがある．静脈不全は見逃されていることが多い．内果の血管拡張，うっ滞性皮膚炎，静脈瘤，足関節付近の色素沈着，下腿潰瘍があれば疑う．実臨床では浮腫の原因は，薬剤（Ca拮抗薬）＋静脈不全＋塩分過多＋長時間の立位というような複合的であることが多い[2)]．

本症例は右下腿の発赤と腫脹が目立つ．しかし，左下腿にも治癒後と思われる同様の色素沈着や落屑を認める．発熱があるので蜂窩織炎でよさそうだが，両側に繰り返し蜂窩織炎を起こすことは珍しい．両下腿の蜂窩織炎を見たら，静脈不全▶を鑑別診断として考えることが鉄則である．

Keyword 静脈不全

下肢の静脈は，筋間を走行する①深層静脈（大腿静脈など），筋膜上の②浅層静脈（大伏在静脈など），それらを結ぶ③貫通静脈（Boyd の静脈群など）の 3 つの系に分けられる（図 14-2 ☞ 128 頁）．心臓へ向かう一方向性の静脈弁と筋肉収縮によるポンプ作用により重力に逆らって心臓に血液を戻すことができる[3]．

下肢静脈の弁機能の低下，または血栓などによる静脈流の閉塞，さらに筋肉ポンプがうまく作用しないと，血液が下肢に貯留し静脈圧が高くなる．静脈の圧が高まると，血管外に水分や赤血球が出てくる．フィブリンが血管外に沈着し，硬化やリンパや微小血管系の閉塞を起こす[4]．

中心静脈圧が高くなる，または深部静脈の弁が機能しなくなると交通枝を介して表在静脈に血液が流入し静脈圧が高まり浮腫を起こす（図 14-3 ☞ 128 頁）．

症状は下肢腫脹や下肢痛，痒み，落ち着きのなさである．慢性的な浮腫は蜂窩織炎のリスクとなる．下肢潰瘍の 70% は静脈うっ滞性潰瘍である．下肢のふくらはぎから足首（特に内果）に潰瘍はできる．難治性である．辺縁は不規則な形状で浅く，潰瘍底は線維性または顆粒状である[5]．

表層静脈から遊走した赤血球が破壊され，ヘモジデリン沈着による褐色色素沈着が起こる．静脈瘤や内果付近に小血管の拡張，潰瘍治癒の痕が見られる．重症では脂肪皮膚硬化症（茶色の肥厚した皮膚）や atrophie blanche（高度色素沈着の中に見られる小さな白色病変）を認める．

見苦しい写真の供覧で恐縮だが，筆者も数年前から両下腿に典型的な静脈不全の所見が出ていることに気がついている．症状は軽度の下腿の重さと痒みである（図 14-4 ☞ 129 頁）．

静脈不全は，以下のような治療がある[6]．

- 運動（歩行や踵上げは静脈ポンプの働きを促進する），下肢挙上，減量，弾性ストッキングの着用．
- 静脈潰瘍があれば，弾性包帯を使用．
- 抗菌薬使用は，感染が疑われる患者を除いて推奨されない．蜂窩織炎との鑑別がときに難しいが，蜂窩織炎が両側同時に起こることはまれである．
- スキンケアのため保湿剤を毎日使用すると，皮膚バリアを保ち感染を防ぐことができる．うっ血性皮膚炎ではステロイド外用剤を控えめに使用する．
- 利尿薬による治療は避ける．静脈不全の患者は比較的循環血液量が少なくなっている．利尿剤により乏尿や急性腎機能障害を起こす．

図14-2　下肢の静脈[7)]

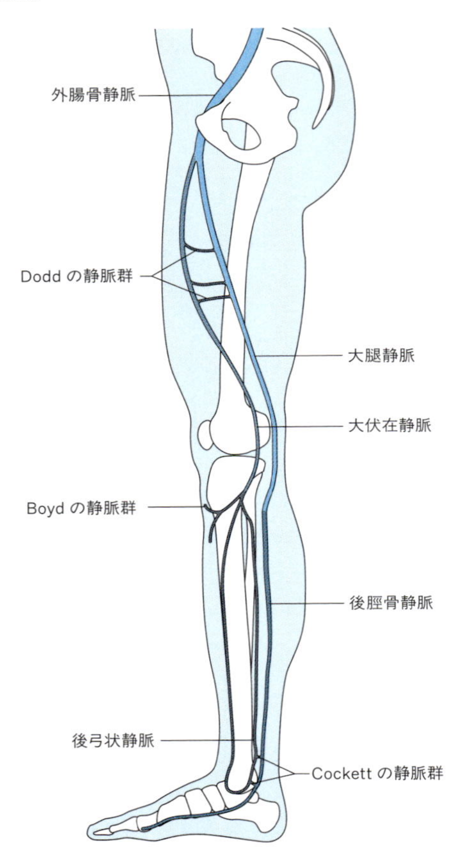

図14-3　正常（左）と静脈不全（右）の下肢[8)]

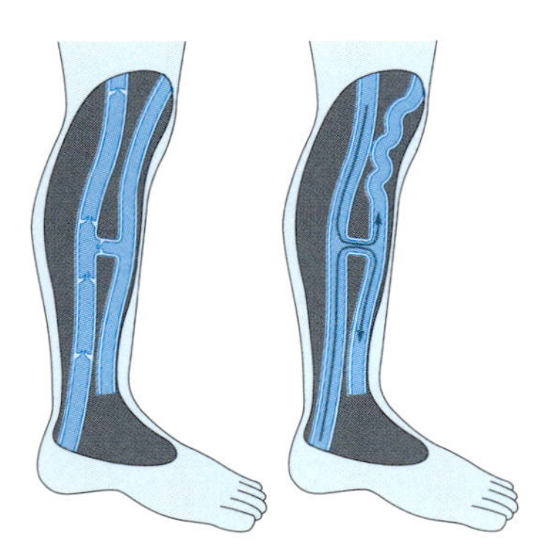

図14-4　筆者の下腿

左：筆者の右下腿(立位). 立位になると表在血管の拡張がよくわかる.
右：筆者の右足(臥位). 内果を中心に毛細血管が集簇している.

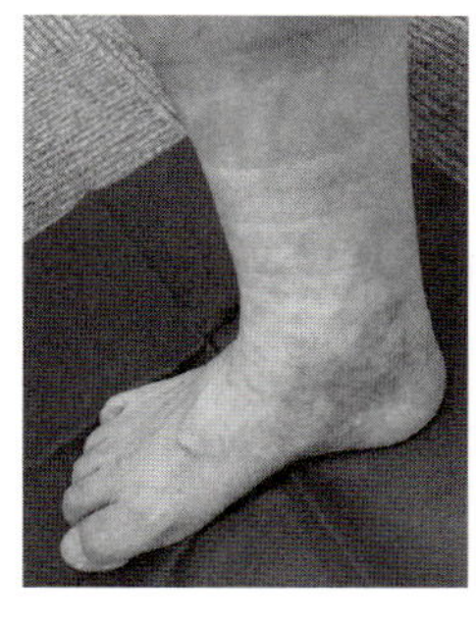
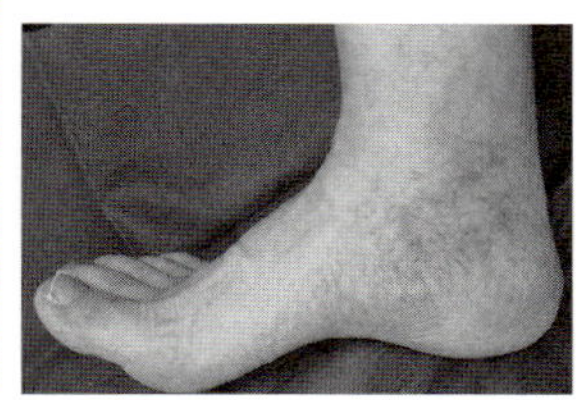

➡カラー写真はこちら

静脈不全を想定しつつ, 皮膚科にコンサルトしたところ, 蜂窩織炎の診断であった. 入院してセファゾリンを点滴し経口抗菌薬セファレキシンを長期間内服させる方針となった. 昼間の弾性ストッキング装着と夜間の両下肢挙上は自宅でも継続していただくように指導した. 可能ならば, 下肢の筋肉ポンプ作用を期待して歩行や踵上げ運動を行うようにお願いした.

しかし, 3か月後に再び, 右下腿の発赤と腫脹を訴えて救急室を受診された. そのときの写真である（図14-5）.

図14-5　両下腿の初赤と腫脹（再発時）

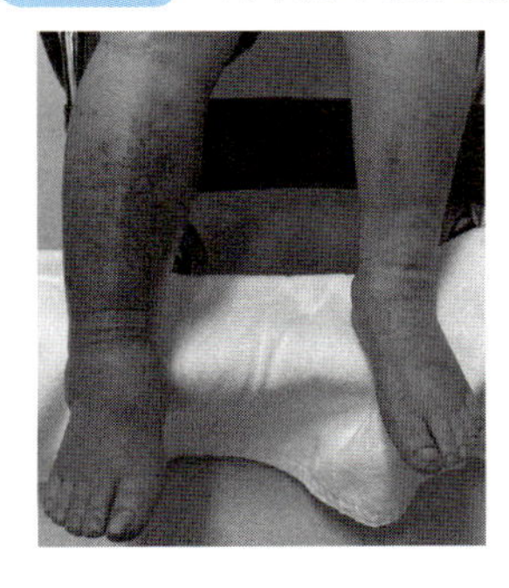

➡カラー写真はこちら

右下腿は腫れて茶色く肥厚した皮膚となっている. 静脈不全が進行したときに起こる脂肪皮膚硬化症のようである（図14-6☞130頁）.

図14-6　右下腿の初赤と腫脹

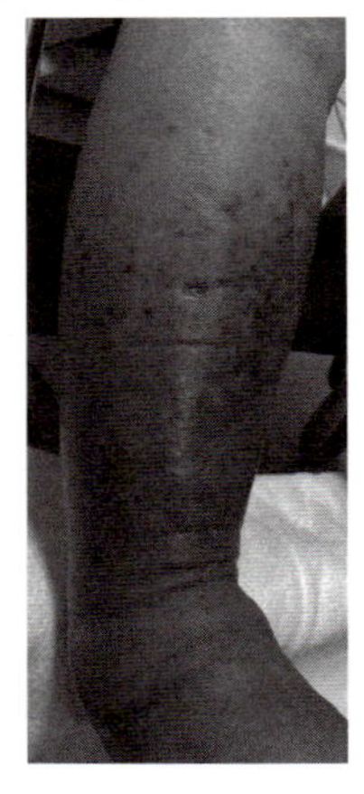

➡カラー写真はこちら

中央の潰瘍は血管炎などの合併を考えて施行した皮膚生検の跡である．蜂窩織炎と矛盾しない所見であった．

患者の心をつかむポイント

診察では視線をできるだけ下げるようにしている．今回は下腿に病変があるので，床にひざまずいて両下腿の病変を丁寧に観察した．膝にやさしく手を置き安心感を与える，さらに患者の足を自分の大腿の上に乗せてじっくり観察することも重要である．

もう一度，詳細な問診を行った．浴室では石鹸をつけて，下肢をゴシゴシ洗っているようである．そこで，静脈不全による浮腫と皮膚の機械的な洗浄のため，皮膚バリアが破綻して，そこから繰り返し細菌が侵入しているのではないかと仮説を立てた．

患者の心をつかむポイント

繰り返す同じ症状には必ず原因がある．日常生活を含めた，細かい病歴聴取を行うのがよい．

母親思いの献身的な娘さんに，朝夕の2回，保湿薬をしっかりと塗り込むようにお願いした．抗菌薬の長期内服は間質性腎炎の副作用が心配されるので中止した．

考察

局所所見だけを見れば，蜂窩織炎の再発に矛盾しない．入院で安静を保ち，点滴で抗菌薬を使用するとすぐによくなるのだが，短期間の間に両側で繰り返し蜂窩織炎を起こしていることに違和感を抱いた．

両側の蜂窩織炎を見たら，まず静脈不全を疑うべきである．蜂窩織炎が左右の下肢に同時に起きることは通常ない．このケースでは静脈不全と矛盾しない表在血管の拡張や色素沈着を認める．両側の慢性的な下腿浮腫の原因は「静脈不全＋長時間の座位＋運動不足」であろう．下腿浮腫の左右差は蜂窩織炎の合併の影響だと思われる．

冬は空気が乾燥しているので，背中や下腿を痒がる高齢者が多い．痒いため，ナイロンタオルを用いて石鹸でゴシゴシと洗う．これは逆効果である．皮膚の脂質が脱落し乾燥がよけいひどくなる．このような場合にはナイロンタオルや石鹸の使用を禁止し，入浴後はすぐに保湿剤を塗ることが効果的である．

この患者の入浴時の状況を確認してみると，石鹸をつけてゴシゴシ洗っていたようである．皮膚のバリアが破損し細菌が侵入しているのではないかと考え，長期間の抗菌薬内服より保湿剤を用いて感染症を予防することが重要ではないかと考えた．

その後の経過

その後は蜂窩織炎の再発を起こすことなく，順調に外来に通われている．

家族が毎日，保湿薬を両下腿に塗るようになったら皮膚の発赤は全く生じなくなった．

最終診断 | **静脈不全＋蜂窩織炎**

参考文献
1） Seller RH, et al. Swelling of the legs. Differential Diagnosis of Common Complaints 7th ed. Elsevier. 2018; pp369-378.
2） 高橋 良. 本当に使える症候学の話をしよう. じほう. 2020; pp124-154.
3） Eberthardt RT, et al. Chronic venous insufficiency. Circutation 2014; 130: 333-346.
4） Saavedra AP, et al. Chronic venous insufficiency. Fitzpatrick's Color Atlas and Synopsis of Clinical Dermatology. McGraw-Hill. 2023; pp433-437.
5） Chick D, et al. Lower Extremity Edema and Ulcer. ACP MKSAP19 General Internal Medicine 1.2021; pp32-34.
6） Fukaya E, et al. Nonsugical management of chronic verous insufficiency. N Engl J Med 2024; 391: 2350-2359.
7） 坂井建雄, 他監訳. プロメテウス解剖学アトラス　解剖学総論／運動器系第2版. 医学書院. 2011; p521.
8） Wolff K, et al. Fitzpatrick's Dermatology in General Medicine 7th ed. McGraw-Hill. 2007; p1680.

15 左半身の異常感覚

はじめに

異常感覚との訴えがある．異常感覚は何を示しているのか，より具体的な症状を問診で聞き出す必要がある．全ての診断について言えることだが，いつから体調に変化が出てきたのかを聴取することが大切である．最初の症状が出現した時期を聞けば，突然発症，急性，慢性のいずれの疾患であるのかがわかる．

また患者背景を聞くことも大切である．患者背景には，既往歴，薬剤歴，飲酒や喫煙，食生活，旅行，性的活動性，流行している感染症が含まれる．

CASE FILE　21歳女性

原因がよくわからない症状なので，一緒に診察してほしいと，同僚から相談があった．

主訴　左半身の異常感覚

現病歴　**中学生**の頃から，横断歩道を渡るときに左半身の異常感覚やめまいが数秒間出現することがあった．**2か月前**からその症状が頻回（数回/日）となったので心配になり来院した．

異常感覚は具体的な説明が難しい．痛み，しびれ，ビリビリ感ではない．立ちくらみのような症状もある．東京に住む大学生である．寮生活をしている．数年前に上京してから偏食が多い．

既往歴　頭痛（小学生から高校生まで）

薬剤歴　なし

生活歴　アルコール：機会飲酒，たばこ：なし，最近の海外旅行なし

考察

東京で一人暮らしをしている若い女性であったので，抑うつ症状や不安障害がないかは気になる．時間のない外来では，2質問法▶を用いてのうつ病スクリー

ニングと，PIPC（psychiatry in primary care）の手法を用いた不安障害の質問を私はよく使っている．

Keyword 2質問法（PHQ-2）

①最近1か月の間で，気持ちが落ち込んだり，憂鬱な気分，絶望的な気分になったりしましたか．

②最近1か月の間で，しばしば小さなことに悩まされたり，何をしても楽しくないと感じますか．

感度96%，特異度57%[1)]

Keyword うつ病の診断基準（DSM-5）

2質問法（PHQ-2）のうち一項目でも陽性ならば，次の質問をする．

最近2週間において，

①抑うつ気分

②日々の活動における興味や喜びの喪失

③体重減少または体重増加

④不眠または過眠

⑤精神運動性の焦燥または遅滞

⑥倦怠感

⑦無価値感または罪の意識

⑧思考力や集中力の低下

⑨死や自殺について繰り返し考える

→①または②を含めた5項目以上があてはまれば，うつ病．

次に，不安障害をスクリーニングする質問を行った．

Keyword 不安障害のスクリーニングの質問例

- 全般性不安障害：「細かいことがひどく気になりますか？」
- 社会不安障害：「人前でのスピーチは大丈夫ですか？」
- 強迫性障害：「頻回の手洗いや鍵の確認に時間がかかることがよくありますか？」
- パニック障害：「心臓がドキドキして，息が吸い込めない，このままでは死んでしまうと不安に思ったことはありますか？」
- 外傷後ストレス障害（PTSD）：「重大なできごとがフラッシュバックしてくることはありますか？」

なお，不安障害は，うつ病によく合併する．

その後の経過

抑うつ症状や不安障害がないかとスクリーニング・質問を行ったが，以下の回答であった．

- 抑うつ症状なし，趣味は音楽と手芸，不眠なし．
- 細かいことは気にならない，人前でのスピーチは苦手だができる，頻回の手洗いなし，突然の動悸や息苦しさなし，PTSD なし．

うつ病や不安障害ではなさそうだ．そこで，もう少し詳細に確認していく．

身体所見　身長 156cm，体重 44kg，BMI 18，意識清明，

バイタルサイン：体温 36.8℃，血圧 114/75mmHg，心拍数 97/ 分，SpO_2 99%（室内気）
眼瞼結膜：蒼白（－），黄染（－）
頸部：甲状腺腫大／圧痛（－），頸部リンパ節触知（－）
胸部：心雑音（－），呼吸音　清
四肢：浮腫なし，左膝から下腿に色素沈着あり．
歩行：異常なし，継足歩行可能．
Romberg テスト：陰性，下肢振動覚：低下なし．
起立試験：立位直後にふらつきの訴えはあったが，5 分後も血圧低下なし．

抑うつや不安障害はなく，診察でも異常はみられない．困ってしまった．生活歴では数年前から偏食があり低体重（BMI 18）であることが気になる．患者が訴える異常感覚はしびれの一種と考えていいのだろうか．しびれを訴える患者へのアプローチ を次に示す．

Keyword　しびれを訴える患者へのアプローチ

【Step1】見逃してはならないしびれかを考察する[1)]

- **手口感覚症候群（視床の出血／梗塞）**：指先がしびれているときには，口もしびれていないか必ず確かめる必要がある．視床では手と口の領域が近接している．同側の口と手のしびれが多いが，両側にしびれが起こることもある．橋や大脳皮質の障害でも起こる[2)]．
- **Wallenberg 症候群（延髄外側症候群）**：病側の顔面温痛覚低下（V）＋構音障害／嚥下障害（Ⅸ，Ⅹ）＋ Horner 症候群＋小脳失調，反対側の体幹／上下肢の温痛覚低下（外

側脊髄視床路）が特徴的な症状だが，全ての症状が最初から出現するとは限らない．発症48時間以内のMRIでは異常が出ないことがある．
- **Guillain-Barré症候群**：上気道または消化管の先行感染から1-2週間後に，4週間以内に症状がピークとなり回復期に移行する．急速に進行する．症状は疼痛（腓腹筋，腰背部，大腿），下肢から始まる左右対称性弛緩麻痺，呼吸筋麻痺，自律神経障害（血圧変動，頻脈，徐脈）を起こす．感覚障害はなくてもよい．
- **閉鎖孔ヘルニア**：患側大腿内側から下腿の痛みやしびれ（Howship-Romberg徴候），痩せ型の高齢女性に多い．
- **Numb chin syndrome**：顎がしびれる．乳がん，悪性リンパ腫，前立腺がんが三叉神経（V3下顎神経）に浸潤することでこのような訴えとなる．

【Step2】しびれの分布から考える

- 多発神経炎（polyneuropathy）[3]：
  - ▷神経線維の長い足底から上方にしびれが進行する．左右対称性である．
  - ▷原因の記憶法に「DANG THERAPIST」がある[4]．
    - DM（糖尿病），
    - Alcohol（アルコール），
    - Nutritional（ビタミンB12，銅欠乏），
    - Guillain-Barré，Toxic（重金属，薬剤），
    - HEreditary（Charcot-Marie-Tooth病），Renal（尿毒症），
    - Amyloidosis，
    - Porphyria（ポルフィリン），
    - Infectious（HIV，ライム病），
    - Systemic（血管炎，サルコイドーシス，Sjögren症候群），
    - Tumor（腫瘍随伴症候群）
- 多発単神経炎（mononeuritis multiplex）：
  - ▷いろいろな部位の単神経障害が左右非対称に進行する．
  - ▷原因は糖尿病，血管炎，膠原病（SLE，関節リウマチ），HIV

【Step3】部位から原因を鑑別する

- 母指～環指橈側のしびれ（正中神経支配）
  - ▷**手根管症候群（最も頻度の高い末梢性絞扼神経障害）**：夜間に増悪，手を振ると軽快，危険因子は手を使う職業，甲状腺機能低下症，糖尿病，関節リウマチ，アミロイドーシス，末端肥大症，妊娠である．猿手となる．
- 環指尺側と小指のしびれ（尺骨神経支配）
  - ▷**肘部管症候群**：変形性関節症，ガングリオン，スポーツ，小児期の骨折による外反肘が原因である．鷲手変形を起こす．
- 手背母指と示指のしびれ（橈骨神経支配）
  - ▷**橈骨神経麻痺**：飲酒後に肘掛け椅子で寝て上腕内側を圧迫することがある．下垂手となる．

- **上肢のしびれ・頸椎症による神経障害**[5)]
  - ▷**神経根症**：頸部～肩甲骨部の痛み，デルマトームに沿った根性疼痛（しびれだけなら脊髄症）
  - ▷**脊髄症**：手のしびれで発症し，手指が器用に動かせなくなる．10秒テスト：手掌を下にしてできるだけ速く，グーとパーを繰り返す．10秒間で正常者では25～30回できるが，20回以下の場合は頸椎症を疑う．
  - ▷**胸郭出口症候群**：上肢のしびれ，肩／上肢／肩甲骨周囲の痛みを訴える．腕神経叢の障害である．
- **大腿外側のしびれ**
  - ▷**大腿外側皮神経痛**：体重増加，妊娠，きついベルトが原因である．股関節の伸展や深い屈曲で症状が増悪する．
- **腰痛＋臀部や膝より末梢の下肢に放散痛**[5)]
  - ▷**椎間板ヘルニア**：SLR（straight leg raising）test陽性．95％はL5とS1の神経根が障害される．膝蓋腱反射低下（L4），足関節／母趾背屈力低下（L5），アキレス腱反射低下／つま先立ちができない（S1）を確認する．脛骨稜の内側（L4），外側（L5），外果の下側（S1）に感覚障害を起こす．
- **下腿外側～足背のしびれ**
  - ▷**総腓骨神経麻痺**：右下肢外側腓骨頭での圧迫で起こる．外傷やギプス固定が原因となる．下垂足のため鶏様歩行になる．
- **足底～つま先のしびれ**
  - ▷**足根管症候群**：内果後方の足根管で脛骨神経を圧迫するためしびれが起こる．
  - ▷**閉塞性動脈硬化症**：下肢のしびれや痛み，冷感，間欠性跛行（休息で改善）が生じる．ABI（ankle-brachial index）は< 0.9または> 1.3となる．

ビタミンB12欠乏などのビタミン欠乏なのだろうか．しかし，左右対称性でなく左半身だけの異常感覚という訴えは代謝性疾患に矛盾する．血液検査を施行した．

血液検査

WBC：6,200/μL	Hb：13.9g/dL
Ht：42.3%	Plt：20.6万/μL
MCV：89.6fL	MCHC：32.9g/dL
AST：15IU/L	ALT：11IU/L
ALP：53IU/L	IFCC：（38-113）
γ GTP：8IU/L	

BUN：13.1mg/dL	Cr：0.54mg/dL
Na：142mmol/L	K：3.9mmol/L
Cl：106mmol/L	
フェリチン：44（11-258）ng/mL	TSH：2.84（0.61-4.23）μU/mL
FT4：0.88（0.70-1.48）ng/mL	

診断的治療として，混合ビタミンB群（ビタメジン®）3C分3　14日間の処方を行った．

数日後にビタミンの測定結果が届いた．

測定結果

ビタミンB12：166（180-914）pg/mL
葉酸：3.5（>4）ng/mL

ビタメジン®内服により自覚症状の改善を認めた．付き添いの母親によれば，現在は帰省中で野菜を含む健康的な食事を食べているとのことだったので，葉酸の補充は行わなかった．フェリチンは正常低値だったので鉄剤の補充を行った．

患者の心をつかむポイント

- 訴えがよくわからないときも，患者の立場にたって具体的な困りごとを把握するように努める．
- 患者の置かれている環境を理解し，背景からどのような疾患の可能性が高いのかを推定する．
- 患者に希望を与え，一緒に病気と闘っていこうという熱意を示すこと．

最終診断｜ビタミンB12欠乏症▶，葉酸欠乏症

Keyword ビタミン B12 欠乏症

- 有病率は 2.6 ～ 7.5%[6]，60 歳以上では 3.9% であった[7]．
- 体内貯蔵量が多いため，ビタミン B12 は 5 ～ 10 年かけて徐々に低下する．

原因[8, 9]

- 肉や魚を食べない
- 薬剤：PPI（プロトンポンプ阻害薬），H_2 受容体拮抗薬，ビグアナイド薬，笑気ガス
- 萎縮性胃炎
- 抗内因子抗体，抗胃壁細胞抗体
- 吸収不良症候群
- クローン病
- 小腸での細菌増殖
- 手術（胃切除，ブラインドループ症候群，回腸切除，肥満手術）

症状[8, 9]

- 疲労
- 精神症状（認知機能の低下，いらいら，抑うつ）
- 貧血
- 左右対称性の知覚異常またはしびれ
- 歩行障害
- 筋力低下
- 脚がむずむずする

身体所見[8, 9]

- Hunter 舌炎（舌の腫れ，びらん，痛み，舌乳頭萎縮）
- 皮膚の色素沈着
- 側索障害：膝蓋腱反射亢進，Babinski 反射陽性＋後索障害：Romberg テスト陽性，下肢振動覚低下→亜急性連合性脊髄変性症

検査所見[8, 9]

- 大球性貧血（MCV > 115 fL では可能性が高い．ただし 30% は貧血がない）
- 汎血球減少
- 好中球の過分葉（5 分葉以上）
- 網状赤血球低値
- 内因子抗体（保健適応外）陽性
- MRI 検査で頸髄または胸髄の後索に逆 V 字の高信号

診断[10, 11]

ビタミン B12 < 200pg/L ならビタミン B12 欠乏症と診断できる．血清ビタミン B12 > 300pg/L ならビタミン B12 欠乏症の可能性は低い．

なお，正常低値（200-300pg/L）の場合は，結果の解釈が難しい．ビタミンB12欠乏または葉酸欠乏がある場合は，ホモシステインが上昇する．さらにメチルマロン酸（保険適用外）の上昇があれば，ビタミンB12欠乏と診断できる．

好中球の過分葉（5分葉以上）を認めれば，ビタミンB12または葉酸の欠乏が強く疑われる（図15-1）．

内因子抗体が陽性の場合，血清ビタミンB12は偽正常となることが知られている[10]．ビタミンB12は安価で副作用もないため，症状と身体所見からビタミンB12欠乏が疑われる場合，血清ビタミンB12が正常低値なら，筆者は1か月間ビタミンB12を補充し症状の変化を確認することとしている．経過が長い場合には，反応に時間がかかるので6か月間投与することもある．

治療[12]

- メチコバール® 1日1回500μg週3回2か月間　筋注→1-3か月毎に500μg筋注
- メチコバール® 1回500μg1日3回内服

図15-1　好中球の過分葉

6分葉した好中球を認める．

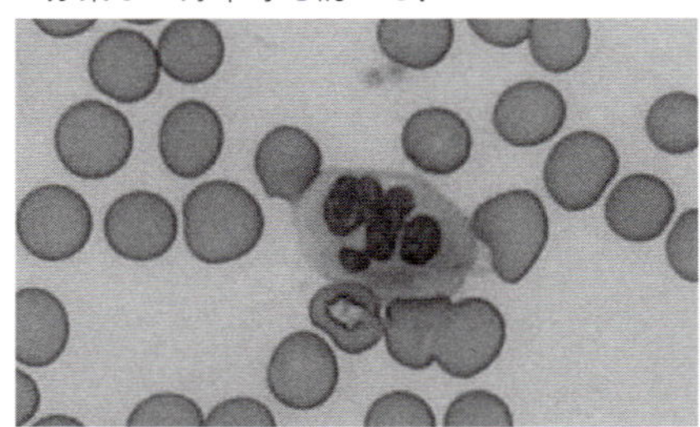

➡カラー写真はこちら

参考文献
1） Whooley MA, et al. Case-finding instruments for depression. Two questions are as good as many. J Gen Intern Med 1997; 12: 439-445.
2） 塩尻俊明. 非専門医が診るしびれ. 羊土社. 2018.
3） Lin HS, et al. Cheiro-oral syndrome: A reappraisal of the etiology and outcome. Neurology Asia 2012; 17: 21-29.
4） 仲田和正. 日常診療で使える整形知識. 下肢のしびれの診かた. 2018. http://www.hhk.jp/gakujyutsu-kenkyu/ika/180204-103000.php（最終閲覧2025年1月）
5） Mansoor AM. Polyneuropathy. Frameworks for Internal Medicine. LWW. 2019; pp525-539.
6） 仲田和正. 手・足・腰診療スキルアップ 第2版. シービーアール. 2021; pp106-130.
7） Bird JK, et al. Risk of deficiency in multiple concurrent micronutrients in children

and adults in the United States. Nutrients 2017; 9: 655.

8) Pfeiffer CM, et al. Trends in blood folate and vitamin B-12 concentrations in the United Stares, 1988-2004. Am J Clin Nutr 2007; 86: 718-727.

9) Hoffbrand AV. Megaloblastic anemia. Harrison's Internal Medicine 21st ed. 2022; pp766-776.

10) Means RT, et al. Clinical manifestations and diagnosis of vitamin B12 and folate deficiency. UpToDate. Last updated Jul 19, 2024.

11) 國友耕太郎, 他. メコバラミンの試験的投与で軽快した血清ビタミンB12値が正常の悪性貧血. 日病総診誌 2019; 15: 385-390.

12) 矢吹 拓, 編. ビタミンB12. 症例から学ぶ栄養素欠乏. 南山堂. 2023; pp64-69.

索引

さ

た

な

は

ま

や

ら

執筆者プロフィール

山中克郎　Yamanaka Katsuo

福島県立医科大学会津医療センター総合内科 特任教授，大同病院 内科顧問，諏訪中央病院総合診療科 医師

1985 年　名古屋大学医学部卒業

名古屋掖済会病院，名古屋大学病院免疫内科，バージニア・メイソン研究所，名城病院，名古屋医療センター，カリフォルニア大学サンフランシスコ校（UCSF），藤田保健衛生大学救急総合内科 教授，諏訪中央病院総合診療科 院長補佐，福島県立医科大学会津医療センター総合内科 教授を経て現職

趣味：ハイキングと執筆

司馬　熙　Shiba Hiroshi

諏訪中央病院リウマチ膠原病内科フェロー，富士見高原病院内科（執筆当時）

2019 年　東京大学医学部卒業

亀田総合病院，諏訪中央病院内科専攻医を経て現職

趣味：ロックとポップスが好き

中村考志　Nakamura Takashi

国保依田窪病院総合診療科

2019 年　三重大学医学部卒業

諏訪中央病院総合診療専攻医を経て現職

趣味：サウナ

瀧宮龍一　Takimiya Ryuichi

諏訪中央病院総合診療科

2020 年　新潟大学医学部卒業

諏訪中央病院，獨協医科大学病院総合診療科を経て現職

趣味：俳句

こんな病気だったのか…
見逃されているかもしれない重要疾患の診療

2025 年 3 月 31 日　第 1 版 第 1 刷 ©

編　著　　山中克郎　YAMANAKA, Katsuo
発行者　　宇山閑文
発行所　　株式会社金芳堂
〒606-8425 京都市左京区鹿ヶ谷西寺ノ前町34番地
振替　01030-1-15605
電話　075-751-1111（代）
https://www.kinpodo-pub.co.jp/

組　版　　株式会社データボックス
装　丁　　梅山よし
印刷・製本　モリモト印刷株式会社

落丁・乱丁本は直接小社へお送りください．お取替え致します．

Printed in Japan
ISBN978-4-7653-2046-7